临床必读丛书（重刊）

# 口齿类要

明·薛己 撰
郭君双 整理

# 喉科秘诀

清·破头黄真人 撰
曹炳章 评阅
宋咏梅 整理

人民卫生出版社
·北京·

图书在版编目（CIP）数据

口齿类要 /（明）薛己撰；郭君双整理. 喉科秘诀 /（清）破头黄真人撰；曹炳章评阅；宋咏梅整理. —北京：人民卫生出版社，2023.3
（中医临床必读丛书重刊）
ISBN 978-7-117-34529-3

Ⅰ. ①口… ②喉… Ⅱ. ①薛… ②破… ③郭… ④曹… ⑤宋… Ⅲ. ①中医五官科学－中国－古代 Ⅳ. ①R276

中国国家版本馆 CIP 数据核字（2023）第 033579 号



中医临床必读丛书重刊
口齿类要
喉科秘诀
Zhongyi Linchuang Bidu Congshu Chongkan
Kouchi Leiyao
Houke Mijue

撰　　者：明·薛　己
整　　理：郭君双
撰　　者：清·破头黄真人
评　　阅：曹炳章
整　　理：宋咏梅
出版发行：人民卫生出版社（中继线 010-59780011）
地　　址：北京市朝阳区潘家园南里 19 号
邮　　编：100021
E - mail：pmph @ pmph.com
购书热线：010-59787592　010-59787584　010-65264830
印　　刷：中农印务有限公司
经　　销：新华书店
开　　本：889 × 1194　1/32　　印张：4.5
字　　数：70 千字
版　　次：2023 年 3 月第 1 版
印　　次：2023 年 5 月第 1 次印刷
标准书号：ISBN 978-7-117-34529-3
定　　价：22.00 元
打击盗版举报电话：010-59787491　E-mail：WQ @ pmph.com
质量问题联系电话：010-59787234　E-mail：zhiliang @ pmph.com
数字融合服务电话：4001118166　E-mail：zengzhi @ pmph.com

# 重刊说明

中医药学是中华民族的伟大创造，是中国古代科学的瑰宝，也是打开中华文明宝库的钥匙，为中华民族繁衍生息做出了巨大贡献，对世界文明进步产生了积极影响。中华五千年灿烂文化，“伏羲制九针”“神农尝百草”，中医经典著作作为中医学的重要组成部分，是中医药文化之源、理论之基、临床之本。为了把这些宝贵的财富继承好、发展好、利用好，人民卫生出版社于 2005 年推出了《中医临床必读丛书》（简称《丛书》）（105 种），随后于 2017 年推出了《中医临床必读丛书》（典藏版）（30 种），丛书出版后深受读者欢迎，累计印制近 900 万册，成为了中医药从业人员和爱好者的必读经典。

毋庸置疑，中医古籍不仅是中医理论的基础，更是中医临床坚强的基石，提高临床疗效的捷径。每一位中医从业者，无不是从中医经典学起的。“读经典、悟原理、做临床、跟名师、成大家”是中医成才的必要路径。为了贯彻落实党的二十大报告指出的促进中医药传承创新发展和《关于推进新时代古籍工作的意见》

要求，传承中医典籍精华，同时针对后疫情时代中医药在护佑人民健康方面的重要性以及大众对于中医经典的重视，我们因时因势调整和完善中医古籍出版工作，因此，在传承《丛书》原貌的基础上，对 105 种图书进行了改版，推出《中医临床必读丛书重刊》(简称《重刊》)。为了便于读者阅读，本版尽量保留原版风格，并采用双色印刷，将“养生类著作”单列，对每部图书的导读和相关文字进行了更新和勘误；同时邀请张伯礼院士和王琦院士为《重刊》作序，具体特点如下：

1. 精选底本，校勘严谨　每种古籍均由各科专家遴选精善底本，加以严谨校勘，为读者提供精准的原文。在内容上，考虑中医临床人员的学习需要，一改过去加校记、注释、语译等方式，原则上只收原文，不作校记和注释，类似古籍的白文本。对于原文中俗体字、异体字、避讳字、古今字予以径改，不作校注，旨在使读者在研习之中渐得旨趣，体悟真谛。

2. 导读要览，入门捷径　为了便于读者学习和理解，每本书前撰写了导读，介绍作者生平、成书背景、学术特点，重点介绍该书的主要内容、学习方法和临证思维方法，以及对临床的指导意义，对书的内容提要钩玄，方便读者抓住重点，提升学习和临证效果。

3. 名家整理，打造精品　《丛书》整理者如余瀛鳌、钱超尘、郑金生、田代华、郭君双、苏礼等大部分专家都参加了我社20世纪80年代中医古籍整理工作，他们拥有珍贵而翔实的版本资料，具备较高的中医古籍文献整理水平与丰富的临床经验，是我国现当代中医古籍文献整理的杰出代表，加之《丛书》在读者心目中的品牌形象和认可度，相信《重刊》一定能够历久弥新，长盛不衰，为新时代我国中医药事业的传承创新发展做出更大的贡献。

主要分类和具体书目如下：

##  经典著作

《黄帝内经素问》 《金匮要略》
《灵枢经》 《温病条辨》
《伤寒论》 《温热经纬》

##  诊断类著作

《脉经》 《濒湖脉学》
《诊家枢要》

##  通用著作

《中藏经》 《三因极一病证方论》
《伤寒总病论》 《素问病机气宜保命集》
《素问玄机原病式》 《内外伤辨惑论》

《儒门事亲》
《脾胃论》
《兰室秘藏》
《格致余论》
《丹溪心法》
《景岳全书》
《医贯》
《理虚元鉴》
《明医杂著》
《万病回春》
《慎柔五书》
《内经知要》
《医宗金鉴》
《石室秘录》
《医学源流论》
《血证论》
《名医类案》
《兰台轨范》
《杂病源流犀烛》
《古今医案按》
《笔花医镜》
《类证治裁》
《医林改错》
《医学衷中参西录》
《丁甘仁医案》

## 4 各科著作

### (1)内科

《金匮钩玄》
《秘传证治要诀及类方》
《医宗必读》
《医学心悟》
《证治汇补》
《医门法律》
《张氏医通》
《张聿青医案》
《临证指南医案》
《症因脉治》
《医学入门》
《先醒斋医学广笔记》

《温疫论》
《串雅内外编》
《温热论》
《医醇賸义》
《湿热论》
《时病论》

(2)外科

《外科精义》
《外科证治全生集》
《外科发挥》
《疡科心得集》
《外科正宗》

(3)妇科

《经效产宝》
《傅青主女科》
《女科辑要》
《竹林寺女科秘传》
《妇人大全良方》
《济阴纲目》
《女科经纶》

(4)儿科

《小儿药证直诀》
《幼科发挥》
《活幼心书》
《幼幼集成》

(5)眼科

《秘传眼科龙木论》
《眼科金镜》
《审视瑶函》
《目经大成》
《银海精微》

(6)耳鼻喉科

《重楼玉钥》
《喉科秘诀》
《口齿类要》

(7)针灸科

《针灸甲乙经》

《针灸大成》

《针灸资生经》

《针灸聚英》

《针经摘英集》

(8)骨伤科

《永类钤方》

《世医得效方》

《仙授理伤续断秘方》

《伤科汇纂》

《正体类要》

《厘正按摩要术》

## 养生类著作

《寿亲养老新书》

《老老恒言》

《遵生八笺》

## 6 方药类著作

《太平惠民和剂局方》

《得配本草》

《医方考》

《成方切用》

《本草原始》

《时方妙用》

《医方集解》

《验方新编》

《本草备要》

人民卫生出版社

2023年2月

# 序　一

党的二十大报告提出，把马克思主义与中华优秀传统文化相结合。中医药学是中国古代科学的瑰宝，也是打开中华文明宝库的钥匙。当前，中医药发展迎来了天时、地利、人和的大好时机。特别是近十年来，党中央、国务院密集出台了一系列方针政策，大力推动中医药传承创新发展，其重视程度之高、涉及领域之广、支持力度之大，都是前所未有的。“识势者智，驭势者赢”，中医药人要乘势而为，紧紧把握住历史的机遇，承担起时代的责任，增强文化自信，勇攀医学高峰，推动中医药传承创新发展。而其中人才培养是当务之急，不可等闲视之。

作为中医药人才成长的必要路径，中医经典著作的重要性毋庸置疑。历代名医先贤，无不熟谙经典，并通过临床实践续先贤之学，创立弘扬新说；发皇古义，融会新知，提高临床诊治水平，推动中医药学术学科进步，造福于黎庶。孙思邈指出：“凡欲为大医，必须谙《素问》《甲乙》《黄帝针经》……”李东垣发《黄帝内经》胃气学说之端绪，提出“内伤脾胃，百病由生”的观点，一部《脾胃论》成为内外伤病证辨证之圭臬。经典者，路志正国医大师认为：原为“举一纲而万目张，解一卷而众篇明”之作，经典之所以奉为经典，一是经过长时间的临床实践检验，具有明确的临床指导作用和理论价值；二是后代医家在学术流变中，不断诠释、完善并丰富了其内涵与外延，使其与时俱进，丰富和发展了理论。

如何研习经典，南宋大儒朱熹有经验可以借鉴：为学之道，莫先于穷理；穷理之要，必在于读书；读书之法，莫贵于循序而致精；而致精之本，则又在于居敬而持志。读朱子治学之典，他的《观书有感》诗歌可为证：“半亩方塘一鉴开，天光云影共徘徊。问渠那得清如许？为有源头活水来。”可诠释读书三态：一是研读经典关键是要穷究其理，理在书中，文字易懂但究理需结合临床实践去理解、去觉悟；更要在实践中去应用，逐步达到融汇贯通，圆机活法，亦源头活水之谓也。二是研读经典当持之以恒，循序渐进，读到豁然以明的时候，才能体会到脑洞明澄，如清澈见底的一塘活水，辨病识证，仿佛天光云影，尽映眼前的境界。三是研读经典者还需有扶疾治病、济世救人之大医精诚的精神；更重要的是，读经典还需怀着敬畏之心去研读赏析，信之用之日久方可发扬之；有糟粕可弃用，但须慎之。

在这次新型冠状病毒感染疫情的防治中，疫病相关的中医经典发挥了重要作用，2020年疫情初期我们通过流调和分析，明确了新型冠状病毒感染是以湿毒内蕴为核心病机、兼夹发病为临床特点的认识，有力指导了对疫情的防治。中医药早期介入，全程参与，有效控制转重率，对重症患者采取中西医结合救治，降低了病死率，提高了治愈率。所筛选出的“三药三方”也是出自古代经典。在中医药整建制接管的江夏方舱医院中，更是交出了564名患者零转重、零复阳，医护零感染的出色答卷。中西医结合、中西药并用成为中国抗疫方案的亮点，是中医药守正创新的一次生动实践，也为世界抗疫贡献了东方智慧，受到世界卫生组织（WHO）专家组的高度评价。

经典中蕴藏着丰富的原创思路，给人以启迪。青蒿素的发明即是深入研习古典医籍受到启迪并取得成果的例证。进入新时代，国家药品监督管理部门所制定的按古代经典名方目录管理的中药复方制剂，基于人用经验的中药复方制剂新药研发等相关政策和指导原则，也助推许多中医药科研人员开始从古典医籍中寻找灵感与思路，研发新方新药。不仅如此，还有学者从古籍中梳理中医流派的传承与教育脉络，以传统的人才培养方法与模式为现代中医药教育提供新的借鉴……可见中医药古籍中的内容对当代中医药科研、临床与教育均具有指导作用，应该受到重视与研习。

我们欣慰地看到，人民卫生出版社在20世纪50年代便开始了中医古籍整理出版工作，先后经过了影印、白文版、古籍校点等阶段，经过近70年的积淀，为中医药教材、专著建设做了大量基础性工作；并通过古籍整理，培养了一大批中医古籍整理名家和专业人才，形成了“品牌权威、名家云集”“版本精良、校勘精准”“读者认可、历久弥新”等鲜明特点，赢得了广大读者和行业内人士的普遍认可和高度评价。2005年，为落实国家中医药管理局设立的培育名医的研修项目，精选了105种中医经典古籍分为三批刊行，出版以来，重印近千万册，广受读者欢迎和喜爱。“读经典、做临床、育悟性、成明医”在中医药行业内蔚然成风，可以说这套丛书为中医临床人才培养发挥了重要作用。此次人民卫生出版社在《中医临床必读丛书》的基础上进行重刊，是践行中共中央办公厅、国务院办公厅《关于推进新时代古籍工作的意见》和全国中医药人才工作会议精神，以实际行动加强中医古籍出版工作，注重古籍资源转化利用，促进中医药传承创新发展的重要举措。

经典之书，常读常新，以文载道，以文化人。中医经典与中华文化血脉相通，是中医的根基和灵魂。“欲穷千里目，更上一层楼”，经典就是学术进步的阶梯。希望广大中医药工作者乃至青年学生，都要增强文化自觉和文化自信，传承经典，用好经典，发扬经典。

有感于斯，是为序。

中国工程院院士　国医大师

天津中医药大学　名誉校长　张伯礼

中国中医科学院　名誉院长

2023年3月于天津静海团泊湖畔

# 序　二

中医药典籍浩如烟海，自先秦两汉以来的四大经典《黄帝内经》《难经》《神农本草经》《伤寒杂病论》，到隋唐时期的著名医著《诸病源候论》《备急千金要方》，宋代的《经史证类备急本草》《圣济总录》，金元时期四大医家刘完素、张从正、李东垣和朱丹溪的著作《素问玄机原病式》《儒门事亲》《脾胃论》《丹溪心法》等，到明清之际的《本草纲目》《医门法律》等，中医古籍是我国中医药知识赖以保存、记录、交流和传播的根基和载体，是中华民族认识疾病、诊疗疾病的经验总结，是中医药宝库的精华。

中华人民共和国成立以来，在中医药、中西医结合临床和理论研究中所取得的成果，与中医古籍研究有着密不可分的关系。例如中西医结合治疗急腹症，是从《金匮要略》大黄牡丹汤治疗肠痈等文献中得到启示；小夹板固定治疗骨折的思路，也是根据《仙授理伤续断秘方》等医籍治疗骨折强调动静结合的论述所取得的；活血化瘀方药治疗冠心病、脑血管意外和闭塞性脉管炎等疾病的疗效，是借鉴《医林改错》

等古代有关文献而加以提高的；尤其是举世瞩目的抗疟新药青蒿素，是基于《肘后备急方》治疟单方研制而成的。

党的二十大报告提出，深入实施科教兴国战略、人才强国战略。人才是全面建设社会主义现代化国家的重要支撑。培养人才，教育要先行，具体到中医药人才的培养方面，在院校教育和师承教育取得成就的基础上，我还提出了书院教育的模式，得到了国家中医药管理局和各界学者的高度认可。王琦书院拥有 115 位两院院士、国医大师的强大师资阵容，学员有岐黄学者、全国名中医和来自海外的中医药优秀人才代表。希望能够在中医药人才培养模式和路径方面进行探索、创新。

那么，对于个人来讲，我们怎样才能利用好这些古籍，来提升自己的临床水平？我以为应始于约，近于博，博而通，归于约。中医古籍博大精深，绝非只学个别经典即能窥其门径，须长期钻研体悟和实践，精于勤思明辨、临床辨证，善于总结经验教训，才能求得食而化，博而通，通则返约，始能提高疗效。今由人民卫生出版社对《中医临床必读丛书》(105 种)进行重刊，我认为是件非常有意义的事，《重刊》校勘严谨，每本书都配有导读要览，同时均为名家整理，堪称精品，是在继承的基础上进行的创新，这无疑对提高临床疗效、推动中医药事业的继承与发展具有积极的促进作用，因此，我们也会将《重刊》列为书院教学尤其是临床型专家成长的必读书目。

韶光易逝，岁月如流，但是中医人探索求知的欲望是亘古不变的。我相信，《重刊》必将对新时代中医药人才培养和中医学术发展起到很好的推动作用。为此欣慰之至，乐为之序。

中国工程院院士　国医大师　王琦

2023 年 3 月于北京

# 原　序

中医药学是具有中国特色的生命科学，是科学与人文融合得比较好的学科，在人才培养方面，只要遵循中医药学自身发展的规律，把中医理论知识的深厚积淀与临床经验的活用有机地结合起来，就能培养出优秀的中医临床人才。

百余年西学东渐，再加上当今市场经济价值取向的影响，使得一些中医师诊治疾病常以西药打头阵，中药作陪衬，不论病情是否需要，一概是中药加西药。更有甚者不切脉、不辨证，凡遇炎症均以解毒消炎处理，如此失去了中医理论对诊疗实践的指导，则不可能培养出合格的中医临床人才。对此，中医学界许多有识之士颇感忧虑而痛心疾首。中医中药人才的培养，从国家社会的需求出发，应该在多种模式、多个层面展开。当务之急是创造良好的育人环境。要倡导求真求异、学术民主的学风。国家中医药管理局设立了培育名医的研修项目，第一是参师襄诊，拜名师并制订好读书计划，因人因材施教，务求实效。论其共性，则需重视“悟性”的提高，医理与易理相通，重视易经相关理论的学习；还有文献学、逻辑学、生命科学原理与生物信息学等知识的学习运用。“悟性”主要体现在联系临床，提高思辨能力，破解疑难病例，获取疗效。再者是熟读一本临证案头书，研修项目精选的书目可以任选，作为读经典医籍研修晋级保底的基本功。第二是诊疗环境，我建议城市与乡村、医院与诊所、病房与门诊可以兼顾，总以多临证、多研讨为主。若参师三五位以上，年诊千例以上，必有上乘学问。第三是求真务实，“读经典做临床”关键在“做”字上苦下功夫，敢于置疑而后验证、诠释，进而创新，诠证创新自然寓于继承之中。

中医治学当溯本求源，古为今用，继承是基础，创新是归宿，认真继承中医经典理论与临床诊疗经验，做到中医不能丢，进而才是中医现代化的实施。厚积薄发、厚今薄古为治学常理。所谓勤求古训、融会新知，即是运用科学的临床思维方法，将理论与实践紧密联系，以显著的疗效，诠释、求证前贤的理论，于继承之中求创新发展，从理论层面阐发古人前贤之未备，以推进中医学科的进步。

综观古往今来贤哲名医，均是熟谙经典、勤于临证、发皇古义、创立新说者。通常所言的“学术思想”应是高层次的成就，是锲而不舍长期坚持“读经典做临床”，并且，在取得若干鲜活的诊疗经验基础上，应是学术闪光点凝聚提炼出的精华。笔者以弘扬中医学学科的学术思想为己任，绝不敢言自己有什么学术思想，因为学术思想一定要具备创新思维与创新成果，当然是在以继承为基础上的创新；学术思想必有理论内涵指导临床实践，能提高防治水平；再者，学术思想不应是一病一证一法一方的诊治经验与心得体会。如金元大家刘完素著有《素问病机气宜保命集》，自述“法之与术，悉出《内经》之玄机”，于刻苦钻研运气学说之后，倡“六气皆从火化”，阐发火热症证脉治，创立脏腑六气病机、玄府气液理论。其学术思想至今仍能指导温热、瘟疫的防治。严重急性呼吸综合征（SARS）流行时，运用玄府气液理论分析证候病机，确立治则治法，遣药组方获取疗效，应对突发公共卫生事件，造福群众。毋庸置疑，刘完素是“读经典做临床”的楷模，而学习历史，凡成中医大家名师者基本如此，即使当今名医具有卓越学术思想者，亦无例外。因为经典医籍所提供的科学原理至今仍是维护健康、防治疾病的准则，至今仍葆其青春，因此“读经典做临床”具有重要的现实意义。

值得指出，培养临床中坚骨干人才，造就学科领军人物是当务之急。在需要强化“读经典做临床”的同时，以唯物主义史观学习易理易道易图，与文、史、哲、逻辑学交叉渗透融合，提高“悟性”，指导诊疗工作。面对新世纪，东学西渐是另一股潮流，国外学者研究老聃、孔丘、朱熹、沈括之学，以应对技术高速发展与理论相对滞后的矛盾日趋突出的现状。譬如老聃是中国宇宙论的开拓者，惠施则注重宇宙中一般事物的观察。他解释宇宙为总包一切之“大一”与极微无内之“小一”构成，大而无外小而无内，大一寓有小一，小一中又涵有大一，两者相兼容而为用。如此见解不仅对中医学术研究具有指导作用，对宏观生物学与分子生物学的连接，纳入到系统复杂科学的领域至关重要。近日有学者撰文讨论自我感受的主观症状对医学的贡献和医师参照的意义；有学者从分子水平寻求直接调节整体功能的物质，而突破靶细胞的发病机制；有医生运用助阳化气、通利小便的方药同时改善胃肠症状，治疗幽门螺杆菌引起的胃炎；还有医生使用中成药治疗老年良性前列腺增生，运用非线性方法，优化观察指标，不把增生前列腺的直径作为唯一的“金”指标，用综合量表评价疗效而获得认许，这就是中医的思维，要坚定地走中国人自己的路。

人民卫生出版社为了落实国家中医药管理局设立的培育名医的研修项目，先从研修项目中精选20

种古典医籍予以出版，余下50余种陆续刊行，为我们学习提供了便利条件，只要我们“博学之，审问之，慎思之，明辨之，笃行之”，就会学有所得、学有所长、学有所进、学有所成。治经典之学要落脚临床，实实在在去“做”，切忌坐而论道，应端正学风，尊重参师，教学相长，使自己成为中医界骨干人才。名医不是自封的，需要同行认可，而社会认可更为重要。让我们互相勉励，为中国中医名医战略实施取得实效多做有益的工作。

王永炎

2005年7月5日

# 总目录

中医临床必读丛书重刊

# 口齿类要

明·薛己　撰

郭君双　整理

人民卫生出版社

·北京·

# 导 读

《口齿类要》是我国现存较早的一部口腔病专科著作，是由明代医家薛铠、薛己父子所编撰。书中涉及唇、舌、齿、喉常见病及危害人类健康的口腔科疾病，如相当于西医学的复发性口腔溃疡、剥脱性唇炎、舌下腺炎、牙周病、牙龈炎、慢性咽炎、急性喉炎、口腔癌、舌癌等病种及五官孔窍意外伤害处理。该书文字简练，议论精辟客观，随病附以自己或友朋惠函之验案，真实可信。通过此书的学习，可以了解我国明代对口腔疾病的认识情况与论治经验，对于现代口腔疾病中疑难病种的研究将有所帮助，是一部切用临床的精品专著。

## 一、《口齿类要》与作者

《口齿类要》成书时间，据《全国中医图书联合目录》记载，《薛氏医案二十四种》《薛氏医案十六种》《家居医录》及《口齿类要》单行本均作“1529 年”，然而从《口齿类要》病案提供有“嘉靖丁未”“嘉靖辛丑”的年代线索分析，写成的时间应在明嘉靖丁未年（1547）之后。

1. 薛铠（1466—1530） 字良甫。江苏吴县（今苏州）人。明弘治年间（1488—1505）受征入太医院，为太医院医官。擅长婴幼儿疾病的诊治，治病屡有奇效。学术推崇钱乙、陈文中及张元素等医家，认为“文中未尝专用热剂，仲阳未尝专用凉剂”，他能够全面继承前人经验，注重实践，讲求实效，用药稳妥，严格控制儿科用药剂量，注意母婴关系在病因与治疗中的作用。曾校刻元代滑寿《十四经发挥》3卷、明初医家徐彦纯《本草发挥》等书，晚年著有《保婴撮要》20卷，由其子薛己整理增补刊行。

2. 薛己（1487—1559） 字新甫，号立斋。幼承庭训，精研方书，随父亲学医。据明代律令，太医院的医生是父子相传，故19岁时（1506）补为太医院院士，8年后升为御医，又5年授南京太医院院判。53岁时官至奉政大夫太医院院使，后归故里。薛己早年医事活动为疡医，后来涉猎内、外、妇、儿及骨伤各科，特别是他禁中行医20余年，积累了丰富的诊疗经验，加之治学勤奋刻苦，时间从不闲暇妄费，整理校注的医籍有：宋代陈文中《陈氏痘疹方论》，宋代陈自明《女科撮要》《外科发挥》《外科枢要》，元代滑寿《十四经发挥》《难经本义》,王纶《明医杂著》等17种。自著书有:《内科摘要》《正体类要》《疠疡机要》《保婴撮要》《口齿类要》《外科金镜录》《外科经验方》7种。

从上述可以看出,薛氏父子大量的医疗活动是在王宫内府,接触的患者是一些特殊的群体,多为达官显贵,由于奢靡生活与消极惜命的养生观,其体质与劳作之人有着明显的区别,而用金元医家主火论、主逐邪攻下的方法不能适应这些人群的论治,故作为宫廷太医的薛氏父子继承发展张元素、李杲的重脾胃思想是与其特有的社会地位相适应的。

## 二、学术特点与临床指导意义

该书反映了薛氏父子在口齿科疾病中的论治特色。薛氏父子继承了易水派的医学思想,强调脏腑辨证,重视调节脾、肾二脏的功能来实现对相关疾病的治疗,选用方剂以圣贤名方为主方,临证灵活加减药味,用药药性以甘润温补占多数,成为明代温补派的代表人物。

1. 运用脏腑、经络、三焦理论为指导,对五官苗窍疾病进行病因机理分析,予以论治用药。①认为“齿者肾之标，口者脾之窍。诸经多有会于口者”，如齿痛恶寒热，本手足阳明经；齿摇，本足少阴经；然诸经错杂之邪亦可导致口齿病的发生。口疮的病理基础是“上焦实热，中焦虚寒，下焦阴火，各经传变所致”，则上焦治在清热，中焦升阳益气，下焦益元气补命门。实热者，轻者用补中益气汤，重者用六君子汤；中焦虚寒，用人参理中丸、附子理中汤；血虚用八物汤加丹皮、五味子、麦冬；肾水亏用加减八味丸等。脾之荣在唇，茧唇当“补脾气，生脾血”，则“燥自润，火自除，风自息，肿自消”。②舌乃心之苗，以症言之，五脏皆有所主。据症可有命门火衰、肾经虚火、脾经虚热、肝经血伤火动之区别，当分脏腑以治。

2. 注意患者的个体差异，审因论治。综观81则案例，多有对患者职业、嗜好、情志、既往用药史的记录，为医生诊断疾病提供病因线索，并能结合临床表现，既注意主症的机理，又不忽略兼症出现的原因，标本兼顾，故显效率高。

3. 善用古方化裁，加减灵活。上迄仲景半夏汤、小柴胡汤，下至刘、李、张、朱四大医家名方，如防风通圣丸、凉膈散、补中益气汤、当归补血汤、越鞠丸、归脾丸等方剂应用最多。以此为病症的主方，然后结合兼症加减药味。论治思路清晰，选方准确，加减变化更贴近病情。

4. 用药清热与温补，应以病机为先。在 70 首方剂中，运用清热剂 16 首，温补剂 35 首，其他 19 首。上焦口舌疮疡，清热剂居多；中下焦虚寒、脾虚、命门火衰或寒凉过剂及老弱者，多用温补，总以病机来确定用药的原则。如舌症治验第 1 例“工部徐检斋，口舌生疮，喜冷饮食，或咽喉作痛，大便秘结”，薛氏认为病机是实热，故用清凉饮而愈。又如齿痛治验第 4 例“王侍御，齿摇龈露，喜冷饮食”，诊断为胃经湿热，先以承气汤退火，又用清胃散调理固齿，继用六味丸补肾水、羌活散祛外邪而愈。

5. 急症用外治法取效快捷。如舌肿胀，宜先刺舌尖，或舌上，或边旁，出血泄毒，以救其急。咽喉闭塞急症，外用药物喷喉，取涎开窍，针刺少商出血，急救方法简便灵活。

## 三、如何阅读应用《口齿类要》

本书内容短小，但所载口腔疾病论治经验丰富而实际。阅读时要了解每个病种的概述及治验原因的分析，从而掌握薛氏的学术特点。

1. 薛氏脏腑辨证及用药特点。在学习有关薛氏学术思想的论著中，体会其继承易水派重脾肾、擅用温补的特点。可参考《中医各家学说》中有关张元素、李杲、罗天益、薛己的基本论述。在此书的每种病名下，都有关于该病病名、病因病机的概述，而且还介绍了主症的主要方剂、兼症的加减变化等。如茧唇概念“唇肿起白皮皱裂，如蚕茧，名曰茧唇”，病因“或因七情动火伤血，或因心火传授脾经，或因厚味积热伤脾”，病机“脾气开于口……脾之荣在唇。盖燥则干，热则裂，风则瞤，寒则揭”。诊断要点“审本证查兼证”，治疗原则“补脾气，生脾血”，注意不可妄用清热消毒之药、药线结扎。治验中以济阴地黄丸、补中益气汤加味、归脾汤加味、加味逍遥散、当归六黄汤等方剂体现他的论治思想。

2. 分析病案中患者的职业、性别、情志状况，以考察薛氏处方用药的心得。如口疮治验第 7 例“地官李孟卿子新婚，口舌糜烂，日晡益甚”，用补气血的八珍汤加补阴药五味子、麦冬，更用加减八味丸，使之元气实。又如齿痛治验第 6 例“郭职方，善饮，齿痛腮颊焮肿”，患者善饮而胃经湿热，酒为水谷之悍气，易致表虚，故用清胃散加葛根、荆芥、防风而愈。

3. 结合病案中患者既往治疗史的记录，了解误治原因，认识薛氏论治的独到之处。如齿痛治验第 5 例

“王吏部，患齿痛，或用祛风等剂，更加寒热体倦，懒食欲呕”，此为先被祛风辛凉药所伤，出现了元气不足的临床表现，故用补中益气汤加茯苓、半夏，使元气复而愈。舌症治验第7例“一妇人善怒，舌痛烦热，用降火化痰等药，前症益甚，两胁作胀，服流气饮，肚腹亦胀，经行不止”，薛氏诊为“肝虚不能藏血，脾虚不能统血”，用加味归脾汤加味、小柴胡汤加味、八珍汤加味论治。

4. 了解现代口腔病的临床病种或疑难病种，增强学习的目的性。可参见本书附录“口腔病中西医病名简明对照表”。

郭君双

2006年4月

# 整理说明

《口齿类要》是我国现存较早的一部口腔病专著，记录了薛铠、薛己父子有关喉、咽、唇、舌、齿疾病的诊治医论、医方及医案。该书1卷(或不分卷)，主要收载于《薛氏医案二十四种》《薛氏医案十六种》及《家居医录》(8种)等著作中。据《明史·艺文志》卷99记载:《家居医录》16卷。故早期《口齿类要》的刊刻时间约在明嘉靖年间(1522—1566)，而最早的单行本是明刻本，却因缺乏序跋尚不能确定具体刊行时间。现将《口齿类要》有关的版本分析如下:

1.《家居医录》本。现存最早的刊本是明嘉靖本，行款:半页10行/20字，有“义乌朱用中”字样。惜现有馆藏《家居医录》多缺《口齿类要》，唯上海中医药大学图书馆藏《家居医录》残卷中，保存有《口齿类要》的内容，未见序跋及牌记刊年等记录。

2.《薛氏医案十六种》本。最早刊本为明崇祯元年本，有“朱明序”。半页9行/19字，卷首有“古吴薛己著，后学宋璞校”。此系统包括博古堂本、清刻本、四库本、日本承应三年武屯市兵卫本等。

3.《薛氏医案二十四种》本。早期刊本是明万历吴倌刻本(1573—1619),又称“合刻本”。半页10行/20字,卷首有“古吴薛己著,后学吴玄有校”。此本包括清嘉庆十四年书业堂本、清渔古山房刻本、清焕文书局石印本、大成书局石印本等。

4.《口齿类要》单行本。明刻本特征为四周单边,半页9行/19字,卷首有“古吴薛己著,后学宋璞校”。包括清刻本、日本刻本。疑似《薛氏医案十六种》抽刊本所为。

由上述分析可知,《口齿类要》主要有两个系统:一是宋璞校本,二是吴玄有校本。

本次整理选用讹误较少的四库本为底本,主校、对校本有《家居医录》(简称《家居》)本、博古堂本、书业堂本、渔古山房本。他校本有《保婴撮要》《内科摘要》《内外伤辨惑论》《御药院方》《三因极一病证方论》(简称《三因方》)等。

底本中的问题处理如下:

1.该书病案中有关明代早期官职的称谓较复杂,在此简要说明之。①秋官:明初废中书省,改设春、夏、秋、冬为辅官;②武库:是明代兵部下设的吏司,分武选、职方、车驾、武库;③廷平:即“廷尉平”,掌管刑狱的官吏;④都知:内府官名;⑤星士:依据星象推测人运气的术士。

2. 底本方药主治、组成、剂量有脱误处，以版本为据，或以最早的方源文献为据，补改。如：加味归脾汤主治“失血牙痛”脱“失”，今据渔古山房本补；滋肾丸组成中，脱“知母”，据《家居》本、渔古山房本补；升麻柴胡汤主治原脱“心脾虚热上攻，舌上生疮，舌本强，颊两边肿痛”16字，据《三因方》补入；柴胡清肝饮组成中，甘草“三分”脱剂量，据书业堂本补；独活散组成中，“细辛”依常规用量，应在川芎后，据改；[谦甫]龙麝聚圣丹组成中“铅白霜”原作“五钱”，据《御药院方》改为“一钱”。

3. 文字处理，明显讹误径改。蓬砂→硼砂；葫芦巴→胡芦巴；宿→缩；间→煎；因→饮等。

4. 文中标题与目录保持一致。如目录“喉间杂症六”正文标题为“喉痛”，据目录改。

# 目录

# 茧唇一

《内经》云：脾气开于口。又云：脾之荣在唇。盖燥则干，热则裂，风则瞤，寒则揭。若唇肿起白皮皱裂，如蚕茧，名曰茧唇。有唇肿重出如茧者、有本细末大如茧如瘤者。或因七情动火伤血，或因心火传授脾经，或因厚味积热伤脾。大要审本证察兼证，补脾气，生脾血，则燥自润，火自除，风自息，肿自消。若患者忽略，治者不察，妄用清热消毒之药，或用药线结去，反为翻花败证矣。

## 治　验

州守刘克新，患茧唇，时出血水，内热口干，吐痰体瘦，肾虚之症悉具，用济阴地黄丸，年许而愈。

一儒者，因劳役感暑，唇生疮，或用四物加黄柏、知母之类而愈。后复作，彼仍用前药益甚，腹中阴冷。余用补中益气汤加茯苓、半夏，治之而愈。

儒者杨国华，因怒，唇口两耳肿痛，寒热。余谓怒生热，热生风，用柴胡山栀散，数剂而愈。

一男子素善怒，唇肿胀，服清胃等药，时出血水，形体骨立。余用补中益气加半夏、茯苓、桔梗，月余唇肿渐消，元气渐复，又以四物加柴胡、炒栀、丹皮、升麻、甘草数剂，乃去栀加参、术而痊。

一妇人怀抱久郁，或时胃口嘈辣，胸膈不利，月水不调而衰少，日晡发热，食少体倦，唇肿年余矣。余用归脾汤加姜汁、炒黄连、山栀，少佐吴茱萸，嘈辣顿去。饮食少进，乃去黄连，加贝母、远志。胸膈通利，饮食如常，又用加味逍遥散、归脾汤，间服百余剂，月水调而唇方愈。

一妇人怀抱久郁，患茧唇，杂用消食降火，虚证悉具，盗汗如雨。此气血虚而有热也，用当归六黄汤（内黄芩、连、柏俱炒黑）二剂而盗汗顿止。乃用归脾汤、八珍汤兼服，元气渐复。更以逍遥散、归脾汤，间服百余剂而唇亦瘥。

一妇人唇裂内热，二年矣。每作服寒凉之剂，时出血水，益增他症，余用加味清胃散而愈。后因怒，唇口肿胀，寒热而呕，用小柴胡加山栀、茯苓、桔梗，诸症顿愈，复用加味逍遥散而康。

一妇人善怒，下唇微肿，内热体倦。用化痰药，食少作呕，大便不实，唇出血水；用理气消导，胸膈痞满，头目不清，唇肿经闭；用清胃行血，肢体愈倦，发热烦躁，涎水涌出。余曰：此七情损伤肝脾，误行克伐所致。遂用济生归脾汤，食进便实；用加味逍遥散，肿消热退；用补中益气汤，脾健涎止。后因怒，寒热耳痛，胸膈胀闷，唇焮肿甚，此怒动肝火，而伤阴血，用四物合小柴胡加山栀顿愈。又因怒，胁乳作胀，肚腹作痛，呕吐酸涎，饮食不入，小水不利，此怒动肝木而克脾土，用补中益气加川芎、芍药而愈。又劳役怒气，饮食失节，发热喘渴，体倦不食，下血如崩，唇肿炽甚。此肝经有火，不能藏血，脾经气虚，不能摄血，用补中益气加炒黑山栀、芍药、丹皮而愈。

一男子内热作渴，咳唾痰涎，大便干涩，自喜壮实，问治于余。余曰：此脾肾阴虚阳旺之证，当壮水之主。不信，自服二陈、芩、连之类。次年下唇渐肿，小便赤涩，执守前药，唇出血水，大便黑块，小便淋沥，请余往治。余曰：大便结黑，小便淋沥，肝肾败也；唇口肿白，脾气败也。辞不赴，竟殁。

一妇人月经不调，两足发热。年余后而身亦热，劳则足腿酸疼；又年余，唇肿痛裂；又半年，唇裂血出，形体瘦倦，饮食无味，月水不通，唇下肿如黑枣。余曰：此肝脾血虚火证。彼不信，用通经等药而死。

一妇人善怒，唇肿，或用消毒之药，唇胀出血年余矣。余曰：须养脾胃滋化源，方可愈。彼执用前药，状如翻花瘤而死。

# 口疮二

口疮，上焦实热，中焦虚寒，下焦阴火，各经传变所致，当分别而治之。如发热作渴饮冷，实热也，轻则用补中益气汤，重则六君子汤。饮食少思，大便不实，中气虚也，用人参理中汤。手足逆冷，肚腹作痛，中气虚寒也，用附子理中汤。晡热内热，不时而热，血虚也，用八物加丹皮、五味、麦门。发热作渴，唾痰，小便频数，肾水亏也，用加减八味丸。食少便滑，面黄肢冷，火衰土虚也，用八味丸。日晡发热，或从腹起，阴虚也，用四物、参、术、五味、麦门。不应，用加减八味丸。若热来复去，昼见夜伏，夜见昼伏，不时而动，或无定处，或从脚起，乃无根之火也，亦用前丸，及十全大补加麦门、五味，更以附子末，唾津调搽涌泉穴。若概用寒凉，损伤生气，为害匪轻。

## 治验

秋官赵君言，口舌生疮，劳则体倦，发热恶寒。此内伤气血之证，用补中益气加五味、麦门而愈。

进士刘华甫，口舌生疮，午前热甚，脉数而有力，用清心莲子饮稍愈。更以四物二连汤痊愈。后因劳役，日晡发热，脉数而无力，用四物加参、术、柴胡少瘥。但体倦口干，再用补中益气汤而愈。

武库刘君，口舌生疮，口干饮汤。乃胃气虚而不能化生津液也，用七味白术散而痊。

廷平曲汝为，口内如无皮状，或咽喉作痛，喜热饮食。此中气真寒，而外虚热也，用加减八味丸而愈。

儒者费怀德，发热，口舌状如无皮，用寒凉降火药，面赤发热，作呕少食，痰涎自出。此脾胃复伤虚寒而作也，用附子理中汤，以温补脾胃。用八味丸，补命门火，乃愈。

一男子口糜烂，脉数无力。此血虚而有火，用四物加茯苓、白术，少用黄柏、知母，治之而愈。

地官李孟卿子新婚，口舌糜烂，日晡益甚，用八珍汤加五味、麦门，而口疮愈。更用加减八味丸，而元气实。

一男子唇舌生疮，口苦作呕，小便淋涩。此肝脾火动，以小柴胡加山栀、酸枣仁、远志、麦门，诸症渐愈。但晡热体倦，用四物、柴胡、山栀而愈。又加白术、茯苓、炙草而安。

一儒者口苦而辣。此肺肝火证，先以小柴胡加山栀、胆草、茯苓、桑皮而渐愈。更以六君加山栀、芍药而痊瘥。若口苦胁胀，小便淋沥，此亦肝经之病，用六味丸，以滋化源。

一男子口臭，牙龈赤烂，腿膝痿软，或用黄柏等药益甚，时或口咸。此肾经虚热，余用六味丸悉痊。

一妇人口苦胁胀，用小柴胡、山栀、黄连少愈。更以四君子加芍药、当归、柴胡而痊。

一妇人每怒口苦，发热晡甚，以小柴胡合四物二剂，更以四物加柴胡、白术、茯苓、丹皮而愈。

一妇人每怒则口苦兼辣，头痛胁胀，乳内刺痛。此肝肺之火，用小柴胡加山栀、青皮、芎、归、桑皮而安。后劳兼怒，口复苦，经水顿至，用四物加炒芩、炒栀、炒胆草一剂，更以加味逍遥散而康。

## 齿痛三

齿者肾之标，口者脾之窍。诸经多有会于口者，齿牙是也。徐用诚先生云：齿恶寒热等症，本手足阳明经；其动摇脱落，本足少阴经；其虫疳龈肿，出血痛秽，皆湿热胃火，或诸经错杂之邪，与外因为患。治法：湿热甚而痛者，承气汤下之，轻者清胃散调之；大肠热而龈肿痛者，清胃散治之，重则调胃丸清之；六郁而痛者，越鞠丸解之；中气虚而痛者，补中益气汤补之；思虑伤脾而痛者，归脾汤调之；肾经虚热而痛者，六味丸补之；肾经虚寒而痛者，还少丹补之，重则八味丸主之；其属风热者，独活汤；大寒犯脑者，白芷散；风寒入脑者，羌活附子汤。病症多端，当临证制宜。



## 治验

宗伯毛三江，胃经虚热，齿牙作痛，用补中益气加熟地、丹皮、茯苓、芍药寻愈。

廷尉张中梁，齿动，或用清胃散，肢体倦怠，饮食少思，牙齿作痛。余曰：此脾肾亏损，用安肾丸、补中益气汤兼服。外用羌活散而愈。或牙根溃烂，如喜寒恶热者，乃胃血伤也，用清胃散。若恶寒喜热者，胃气伤也，用补中益气汤。

杨考功，齿痛作渴，属脾胃虚弱，阴火炽甚，用补中益气加酒炒黑黄柏四剂，又服加减八味丸，诸症顿愈。又用补中益气汤而痊愈。

王侍御，齿摇龈露，喜冷饮食。此胃经湿热，先用承气汤以退火，又用清胃散以调理而齿固，继用六味丸以补肾水，羌活散以祛外邪而寻愈。

王吏部，患齿痛，或用祛风等剂，更加寒热体倦，懒食欲呕，彼以火盛。余曰：病因元气不足，前药复伤。遂用补中益气加茯苓、半夏，元气复而诸症愈。

郭职方，善饮，齿痛腮颊焮肿。此胃经湿热，用清胃散加干葛、荆、防而愈。

郑吏部，仲冬牙痛连脑。此肾经风寒所犯，用羌活附子汤一服即愈。此证不问冬夏，肾虚者多患之，急用此药可瘳，缓则不救。

朱工部，午后有热，遇劳遗精，其齿即痛。此脾肾虚热，先用补中益气送六味丸，更以十全大补汤而愈。

党吏部，齿根肿痛，焮连腮颊。此胃经风热，用犀角升麻汤即愈。

表兄颜佥宪，牙痛，右寸后半指脉洪而有力。余曰：此大肠积热，当用寒凉之剂。自泥年高，服补阴之药，呻吟彻夜。余与同舟赴京，煎凉膈散加荆、防、石膏，与服一盅即愈。

大尹余时正，素善饮，齿常浮痛，腹痛作泻。此酒积伤脾，食后用清胃散，食前解酲汤而愈。

膳部钟复斋，每劳心则齿缝胀而不能咀嚼。此元气虚弱，先用补中益气汤而痊。更用十全大补汤，虽劳不作。

儒者柴济美，善饮，牙蛀不生，或时作痛，用桃仁承气汤二剂，又以清胃散加山栀、葛根，外搽升麻散，其牙复出。

一男子晡热内热，牙痛龈溃，常取小虫。此足三阴虚火，足阳明经湿热，先用桃仁承气汤二剂，又用六味地黄丸而愈。

一男子患齿痛，饮食难化，大便不实。此脾肾不足，用还少丹而愈。

一男子每足发热，牙即浮痛。此足三阴虚火，用加减八味丸，而不复作。

一男子齿浮作痛，耳面黧色，口干作渴，日晡则剧。此脾虚弱也，用补中益气汤、加减八味丸而愈。

一妇人因怒齿痛，寒热作呕，用清胃等药益甚。此肝火伤胃，寒药复伤，用六君子加芍药、柴胡、山栀而愈。

一妇人胃中嘈辣，甚则热痛，后患齿痛。此胃火生痰也，用二陈加芩、连下越鞠丸而瘳。

一妇人发热齿痛，日晡益甚，月水不调。此脾经血虚所致，用逍遥散加升麻寻愈。后因怒复痛，仍以前药加川芎而痊。

一妇人因怒，牙痛寒热。用小柴胡加芎、归、苓、术、山栀而疼痛止，用加味逍遥散而寒热退。

荆妇，每产后齿根皆动，必逾日乃止。后复怀妊，临月时，立斋翁偶至，言及此症，留十全大补汤二剂，令产后煎服，齿不复动矣，果如言。愚奇其神异，敢缀数言，附之卷末。后有作者，皆得观法焉，则先生之德，垂之永久矣。后学吴江史羊生顿首谨书。

貌云叔父芝岩先生，齿根浮肿，痛不可忍，命貌求治于立斋先生。翁曰：齿痛龈浮而不动，属于坤土，乃足阳明脉所贯络也，因胃有湿热故尔。用清胃散加山栀、玄参进一服，应手而瘥。貌谨记其梗概，以附医录，将俾后之学医者，有所准则云。嘉靖丁未仲秋，晚眷生郁貌顿首拜书。

## 舌症四

《经》言：舌乃心之苗。此以窍言也。以部分言之，五脏皆有所属；以症言之，五脏皆有所主。如口舌肿痛，或状如无皮，或发热作渴，为中气虚热；若眼如烟触，体倦少食，或午后益甚，为阴血虚热；若咽痛舌疮，口干足热，日晡益甚，为肾经虚火；若四肢逆冷，恶寒饮食，或痰甚眼赤，为命门火衰；若发热作渴，饮冷便闭，为肠胃实火；若发热恶寒，口干喜汤，食少体倦，为脾经虚热；若舌本作强，腮颊肿痛，为脾经湿热；若痰盛作渴，口舌肿痛，为上焦有热；若思虑过度，口舌生疮，咽喉不利，为脾经血伤火动；若恚怒过度，寒热口苦，而舌肿痛，为肝经血伤火动。病因多端，当临时制宜。凡舌肿胀甚，宜先刺舌尖，或舌上，或边傍，出血泄毒，以救其急。惟舌下廉泉穴，此属肾经，虽宜出血，亦当禁针，慎之。

## 治　验

工部徐检斋，口舌生疮，喜冷饮食，或咽喉作痛，大便秘结。此实热也，用清凉饮，治之而愈。

仲侍御，多思虑，舌作痛，用苦寒降火药，发热便血，盗汗口干，肢体日瘦。此脾气亏损，血虚之热，用加味归脾汤而愈。

一男子不慎酒色，冬喜饮冷，舌常作痛，小便频数，舌裂痰盛。此肾水枯涸，阴火无制，名下消，用加减八味丸而愈。若寸脉洪数有力，多饮少食，大便如常，口舌生疮，大渴引饮者，名上消，是心移热于肺，用白虎汤加人参治之。若关脉洪数有力，喜饮冷，小便黄，大便硬而自汗者，名中消，调胃承气汤下之。

学士吴北川，过饮，舌本强痛，言语不清，痰气涌盛，肢体不遂。余作脾经湿痰治之而愈。

秋官郑，过饮，舌本强痛，言语不清。此脾虚湿热，用补中益气加神曲、麦芽、干葛、泽泻而愈。

一膏粱之人患舌痛，敷服皆消毒之药，舌肿势急。余刺舌尖及两傍，出紫血杯许，肿消一二，更服犀角地黄汤一剂。翌早复肿胀，仍刺出紫血杯许，亦消一二，仍服前汤。良久舌大肿，又刺出黑血二杯许，肿渐消。

忽寒热作呕，头痛作晕，脉洪浮而数，此邪虽去而真气愈伤，与补中益气倍用参、芪、归、术，四剂而安，又数剂而愈。

一妇人善怒，舌痛烦热，用降火化痰等药，前症益甚，两胁作胀，服流气饮，肚腹亦胀，经行不止。此肝虚不能藏血，脾虚不能统血，用加味归脾加麦门、五味而愈。若因暴怒而患前症，用小柴胡加丹皮、山栀；血虚者，用八珍加参、术、柴胡、山栀、丹皮；虚甚，须加炮姜。

一男子舌下牵强，手大指次指不仁，或大便秘结，或皮肤赤晕。此大肠血虚风热，用逍遥散加槐角、秦艽而愈。

一妇人冬患脑疽，肿痛热渴，脉洪数实。余用清热消毒散，溃之而愈。次年三月，其舌肿大，遍身患紫疔如葡萄，不计其数，手足尤多。各刺出黑血，服夺命丹七粒，出臭汗，疮热益甚，便秘二日，与大黄、芩、连各三钱，升麻、白芷、山栀、薄荷、连翘各二钱，生草一钱，水煎三五沸服，大小便出臭血甚多，下体稍退。乃磨入犀角汁，再服。舌本及齿缝出臭血，诸毒乃消，更与犀角地黄汤而愈。

一妇人善怒，舌本强，手臂麻。余曰：舌本属脾土，肝木克之故耳。治以六君子加柴胡、芍药而愈。

先兄口舌糜烂，痰涎上壅，饮食如常，遇大风欲仆地。用补中益气汤及八味丸即愈。间药数日仍作，每劳苦则痰盛目赤，漱以冷水，舌稍愈，顷间舌益甚，用附子片噙之即愈，服前二药诸症方痊。

## 喉痹诸症五

喉痹，谓喉中呼吸不通，语言不出，而天气闭塞也。咽痛、嗌痛者，谓咽喉不能纳唾与食，而地气闭塞也。喉痹、咽嗌痛者，谓咽喉俱病，天地之气皆闭塞也。当辨内外表里虚实而治之。若乡村所患相同者，属天行运气之邪，治法当先表散。大忌酸药搽点，寒药下之，恐郁其邪于内，而不得出也。其病有二：

其一属火。《经》云：少阳所至为喉痹。又云：少阳司天之政，三之气，炎暑至民病喉痹，用仲景桔梗汤，或面赤斑者属阳毒，用阳毒诸方汗之可也。

其二属阴湿。《经》云：太阴之盛，火气内郁成喉痹。又云：太阴在泉，湿淫所胜，病嗌肿喉痹，用《活人》半夏桂枝甘草汤，或面青黑者，属阴毒，用阴毒法可汗之。

萧山先生云：喉痹不恶寒，及寸脉大滑实于关尺者，皆属下证。宜硝石、青黛等寒药降之，或胆矾等酸剂收之。韩祇和先生云：寸脉大于关尺者宜消阳助阴。东垣先生云：两寸脉实，为阳盛阴虚，下之则愈。故予遵此法以治前症，如鼓应桴也。

陈无择治喉痹不语，用小续命加杏仁七个，煎服甚效。《本草》治中气急喉痹欲死，白僵蚕为末，姜汁调下立愈。丹溪云：僵蚕属火，而有土与水，得金气而成。治喉痹者，取其火中清化之气，以从治相火，散浊逆结滞之痰。

陈藏器每治脏寒咽闭，吞吐不利，用附子去皮脐炮裂，以蜜涂炙，蜜入内，含之勿咽云。

孙押班治都知潘元从喉闭，孙以药半钱，吹入喉中，少顷吐出脓血，立愈。潘诣孙谢曰：大急之患，非明公不能救，救人之急，非药不能疗，赠金百两，愿求方以济非常之急。孙曰：用猪牙皂角、白矾、黄连各等分，置新瓦上，焙干为末。既授其方，不受所赠。

谦甫云：戊辰春，乡村病喉痹者甚众，盖前年终之气，及当年初之气，二火之邪也。用甘桔汤加芩、连、半夏、僵蚕、鼠粘子、葛根等剂发之。虚加参、芪、当归之类。水浆不入，先用解毒雄黄丸，醋化灌之，痰出更灌姜汁，服前药无不神验。若用胆矾酸寒点过者皆不治，盖邪郁不出故也。以上治法，《内经秘旨》救生之良法，故录之，见《医学纲目》。

## 治验

廷平张汝翰，患喉痛，日晡益甚。此气血虚而有热，用八珍汤而愈。后每入房，发热头痛，用补中益气加麦门、五味及六味丸常服，后不复作。

秋官叶常蕃，素阴虚，因怒忽喉肿，寒热头痛，项强目直，小便自出。此皆肝火之证，肝主筋膜，火主肿胀，火旺则血涸筋挛，目系紧急，颈项如拔，阴挺痿痹，则小便自遗。遂刺患处出毒血，用四物、柴胡、山栀、玄参、甘草而苏。再用六味丸料，以生肝血滋肾水，诸症悉愈。

太守叶，咽喉肿痛，痰涎不利，手足发热，喜冷饮食，用清咽利膈汤二剂。不应，刺少商穴，喉少宽，痰从鼻出如胶，患处出紫血稍宽，至七日咳出秽脓而愈。

一儒者三场毕，忽咽喉肿闭，不省人事，喘促痰涌，汗出如水，肢体痿软，脉浮大而数。此饮食劳役，无根虚火上炎，用补中益气加肉桂，一剂顿苏。

义士顾克明，咽喉作痛，至夜发热。此肝肾阴虚之热，用四物加酒炒黑黄柏、知母、麦门、五味，治之而愈。后因劳，咽喉肿闭，刺患处出血，用桔梗汤，吐痰而消。至仲夏，干咳声嘶，作渴发热，日晡足热，用滋肾丸、加减八味丸，间服三月余，喜其年富，谨疾得愈。

# 喉间杂症六

**附：乳蛾、悬痈、杨梅疮**

丹溪先生云：咽痛属血虚，用四物加竹沥。阴虚火上炎者，必用玄参；气虚加人参、竹沥。又云：咽喉肿痛有阴虚阳气飞越，痰结在上者，脉必浮大，重取必涩，去死为近。宜人参一味，浓煎，细细饮之。如作实证治之，祸在反掌。此发前人未发，救无穷之夭枉。余更以上焦风热积热，及膀胱阴虚等证，一二于后。

## 治验

通府李朝用，咽喉肿痛，口舌生疮。此上焦风热，先用荆防败毒散二剂，喉痛渐愈。又以玄参升麻汤，口舌遂愈。

地官黄北盘，喉痛，作渴饮冷，大便不通。此上下表里实热，用防风通圣散，治之顿愈。

地官胡诚甫，咽喉燥痛。此肾经膀胱虚热，用四物加黄柏、知母、玄参，四剂少愈。更以人参固本丸，一剂不复发。

职方卢抑斋，咽喉肿痛，两目蒙昧，小便赤涩。此膀胱湿热，用四苓散加黄柏、黄连、知母、茵陈、防己，治之而顿愈。又用六味地黄丸而痊。

儒者王文远，咽喉肿痛，口舌生疮，劳则愈甚。余为脾肺气虚，膀胱有热，以补中益气加玄参、酒炒黑黄柏、知母稍愈，乃去黄柏、知母，加山茱、山药乃瘥。

一儒者年逾五十，咽喉痛，服凉药，或过劳痛愈甚。此中气虚热，以补中益气加炒黑芩、连，四剂而愈，乃去芩、连，又数剂痊愈。

一儒者脚发热则咽喉作痛，内热口干，痰涎上涌。此肾经亏损，火不归经，用补中益气加麦门、五味及加减八味丸而痊愈。

一老人咽喉痛，小便数而赤，日晡尤甚。此膀胱阴虚，当滋化源，以补中益气加酒炒黑黄柏、知母二味，四剂咽痛稍可，乃去二味加以山茱、山药、麦门、五味，顿愈。

一男子咽喉肿痛，药不能下，针患处出紫血少愈，以破棺丹噙化，更用清咽利膈散而愈。

一男子素善饮，咽喉作痛，内热作渴，小便不利，饮食如常。此膀胱积热，用四苓散加茵陈、大黄，四剂诸症渐退。又用清心莲子饮而安。

一星士，劳而入房，喉痛渐闭，痰涎上涌，四肢乍热。此阴虚阳气飞扬，用补中益气加附子煎灌而愈。

宪副姜时川，癸卯冬就诊于余，右寸浮数有力，口中有疮。余曰：此胃火传于肺也，当薄滋味，慎起居。甲辰秋复就诊，尺脉洪数而无力。余曰：此肺金不能生肾水，宜静养以滋化源。彼云：今喉间及耳内，不时燥痛，肢体不时发热。若无根之火殒无疑矣。后谓刘古峡云：立斋谓我之病可疑。至乙巳孟春，古峡谓余曰：姜公之病已如尊料。遂同余往视，喉果肿溃，脉愈洪大，或用泻火之药，反速其殁。

云间吴上舍，年逾五十，咽喉肿痛，或针去血，神思虽清，尺脉洪数，而无伦次，按之微细如无。余曰：有形而无痛，阳之类也。当峻补其阴，今反伤阴血必死。已而果殁。盖此证乃肾气亏损，无根之火炎上为患，惟加减八味丸料煎服，使火归原，庶几可救。

府庠归云桥之内，产后患喉痛，服清热等剂益甚。余诊之，属膀胱经血虚也。盖膀胱之内脉上行，至颈而还，用八珍汤加牡丹皮、柴胡、酒炒黑黄柏，二剂而愈。

嘉靖辛丑仲秋，大方凭几执笔就书，咽喉间偶有痰涎，遂左顾吐之，口未及合而颈骨如摧，莫能转视，至夜增剧，夜发盗汗，手足麻冷，卧起必藉人扶持，稍动则痛连心腹，苦楚万状不可胜数，如是者三四日。得立斋先生视之曰：此怒动肝火，胆得火而筋挛缩。以六味地黄丸料加栀子、柴胡，以清肝火，生胆血。一剂未竟日，而谈笑举动，一一如常矣。接见宾从，俱以为前日之病者罔也。先生之神妙，类多若此。惜乎，不肖疏怠蹇拙，不能尽述。姑以其亲试者，笔之以为明验耳。吴门晚学生沈大方履文，再顿首谨书。

一妇人喉间作痛，两月后而溃，遍身筋骨作痛。余以为杨梅疮毒，先以萆薢汤，数剂而平。更以四物加萆薢、黄芪二十余剂，诸症悉退。

一弥月小儿，口内患之，后延遍身，年余不愈。以萆薢为末，乳汁调服，母以白汤调服，月余而愈。余见《保婴粹要》。

一男子先患喉痛，后发杨梅疮。用轻粉等剂，愈而复发，仍服前药，后又大发，上腭溃烂，与鼻相通，臂腕数颗，其状如桃，大溃，年余不敛，虚证悉见。余以萆薢汤为主，兼以健脾之剂，月余而安。余见《外科枢要》。

## 诸骨稻谷发鲠七

治诸骨鲠，用苎麻根杵烂，丸弹子大，将所鲠物，煎汤化下。

一方：鱼骨鲠，用细茶、五倍子等分为末，吹入咽喉，立愈。

一方：以犬吊一足，取其涎，徐徐咽之，即消。

又方：白萼花根捣烂取汁，徐徐咽之，不可着牙。

治稻芒、糠谷鲠喉，将鹅吊一足取涎，徐徐咽下，即消。

治吞钉、铁、金、银、铜钱等物，但多食肥羊脂诸般肥肉等味，随大便而下。

一方：吞钱，烧炭末，白汤调服，数匙即出。或服蜜升许。或食茨菇，其钱自化。

治吞发绕喉不出，取自乱发作灰，白汤调服一钱。

治吞铁或针，用饧糖半斤浓煎，艾汁调和服之。

一方：磁石，磨如枣核大，钻眼，以线穿令吞喉间，针自引出。或吞银钱金铜铁，磁石须阴阳家用验者。

## 治诸鲠咒法八

子和云：大凡鱼骨麦芒，一切竹木刺鲠于喉间，及发绊不能下，用《道藏经》中一咒法：取东方无根水一碗，先以左手结三台印，将水置印上，后将右手持一剑，诀于水上，虚书一龙字，密咒九遍。咒曰：吾从东方来，路傍一池水，水里一条龙，九头十八尾，问君治何物，专用此间水。连诵九遍，患者饮之，即愈。

## 误吞水蛭九

治误吞水蛭,食蜜即愈。试以活蛭投蜜中,即化为水。屡验。一书云:井中生蛭,以白马骨投之即无,试之亦验。水蛭即蚂蝗也,虽死为末,见水复活。人吞之为害不小,治以前法,无不愈者。

## 诸虫入耳十

治百虫入耳,用蓝汁灌之。或葱汁尤良,或猪肉少许,炙香置耳孔边亦出;或用细芦管入耳内,口吸之,虫随出。

蜒蚰入耳,以盐少许搽耳内,即化为水。

蜈蚣入耳,以鸡肉置耳边自出。凡虫毒入腹作胀,饮好酪二升许,化为水,而毒亦消矣。

## 蛇入七窍及虫咬伤十一

凡蛇入七窍,劈开蛇尾,纳川椒数粒,以纸封之,其蛇自出。更煎人参汤饮之,或饮酒食蒜,以解内毒。如被蛇咬,食蒜饮酒,更用蒜杵烂涂患处,加艾于蒜上灸之，其毒自解。凡虫毒伤并效。

## 男女体气十二

治腋气，五更时，用精猪肉二大片，以甘遂末一两，拌之，夹腋下，至天明。以生甘草一两，煎汤饮之，良久泻出秽物，须在荒野之处，则可恐秽气传人故也，依法三五次，即愈。虚弱者，间日为之，其他密陀僧、胡粉之类，皆塞窍以治其末耳。

## 附方并注

**清胃散** 治胃火血燥唇裂，或为茧唇，或牙龈溃烂作痛。

黄连炒 生地黄 升麻各一钱 牡丹皮八分 当归一钱二分

上水煎服。

**加味清胃散** 即前散加芎、芍、柴胡，治脾胃肝胆经热。

**柴胡清肝散** 治肝经怒火，风热传脾唇肿裂，或患茧唇。

柴胡 黄芩炒，各一钱 黄连炒 山栀炒，各

七分　当归一钱　川芎六分　生地黄一钱　升麻八分　牡丹皮一钱　甘草三分

上水煎服。若脾胃弱，去芩、连，加白术、茯苓。

济阴地黄丸　治阴虚火燥，唇裂如茧。

五味子　麦门冬　当归　熟地黄自制杵膏　肉苁蓉　山茱萸去核　干山药　枸杞子　甘草　菊花　巴戟肉各等分

上为末，炼蜜丸，桐子大。每服七八十丸，空心食前，白汤送下。

归脾汤一名济生归脾汤　治思虑伤脾，血耗唇皱，及气郁生疮，咽喉不利，发热便血，盗汗晡热等症。

人参　白术　茯苓　黄芪炒　木香　甘草各三分　当归　龙眼肉　远志　酸枣仁炒，各一钱

上水煎服。

加味归脾汤　即前方加柴胡、丹皮、山栀，治思虑动脾火，元气损伤，体倦发热，饮食不思，失血牙疼等症。

补中益气汤　治中气伤损，唇口生疮，或齿牙作痛，恶寒发热，肢体倦怠，食少自汗，或头痛身热，烦躁作渴，气喘脉大而虚，或微细软弱。

人参　黄芪炒　甘草各一钱五分　白术　当归　橘红各一钱　柴胡　升麻各五分

上姜枣水煎服。

羌活散　治风热传脾，唇口瞤皱，或头痛目眩，或四肢浮肿如风状。

羌活　茯苓　薏苡仁各等分

上每服三五钱，水煎，入竹沥一匙服。

人参理中汤　治口舌生疮，饮食少思，大便不实，或畏寒恶热，作呕腹痞。此中气不足，虚火上炎。

人参　白术　干姜炮　甘草炙，各等分

上每服五七钱，或一两，水煎服。

附子理中汤　治症同上，但四肢逆冷，或呕吐泄泻。

茯苓　白芍药各三钱　附子　人参各二钱　白术四钱

上水煎服。

香砂六君子汤　治口舌生疮，服凉药过多，以致食少作呕，或中气虚热所致。

人参　白术　茯苓　半夏　陈皮各一钱　甘草炒，六分　藿香八分　缩砂仁炒，八分

上姜水煎。

人参安胃散　治胃经虚热，口舌生疮，喜热饮食。

甘草炙　陈皮各五分　人参　白茯苓各一钱　黄

苓二钱　黄连三分　芍药七分

上水煎服。

七味白术散　治虚热，口舌生疮，不喜饮冷，吐泻口干。

人参　白术　木香　白茯苓　甘草炙　藿香各五分　干葛一钱

上水煎服。

四君子汤　治口舌生疮，脾胃虚弱，饮食少思，肚腹不利。

人参　白术　茯苓各一钱　甘草炙，五分

上姜枣水煎服。

六君子汤　治胃气虚热，口舌生疮，或寒凉克伐，食少吐泻。

人参　白术　茯苓各一钱半　陈皮　半夏　甘草各一钱

上姜枣水煎服。

二陈汤　治脾胃虚弱，口舌生疮，或中脘停痰，呕吐恶心，饮食少思等症。

陈皮　茯苓　半夏各一钱半　甘草炙，五分

上姜枣水煎服。

葛花解醒汤　治酒积，口舌生疮，或呕吐泄泻。

白豆蔻　缩砂仁　葛花各五分　木香二分　青皮

二分　陈皮　茯苓　猪苓　人参　白术　神曲炒　泽泻　干姜各三分

上水煎服，得微汗，酒病去矣。

龙胆泻肝汤　治口苦，或生疮。

柴胡一钱　黄芩七分　甘草　人参　天门冬去心　黄连炒　山栀炒　龙胆草酒拌炒焦　麦门冬　知母各五分　五味子二分

上水煎服。

小柴胡汤　治肝胆经风热侮脾土，唇口肿痛，或寒热往来，或日晡发热，或潮热身热，或怒而发热，胁痛，甚者转侧不便，两胁痞满，或泻利咳嗽，或吐酸苦水。

柴胡一钱　黄连一钱半　半夏　人参各一钱　甘草炙，五分

上姜枣水煎服。怒动肝火，牙齿痛寒热，加山栀、黄连。

栀子清肝散　治三焦及足少阳经风热，口舌生疮，或耳内作痒，出水疼痛，或胸间作痛，或寒热往来。

柴胡　山栀　丹皮各一钱　茯苓　川芎　芍药　牛蒡子炒　当归各七分　甘草五分

上水煎服。

**人参败毒散**加防风、荆芥，名荆防败毒散　治一切表证，疮疡焮痛，发寒热，或拘急头痛，脉细有力者。

人参　羌活　独活　柴胡　前胡　茯苓　川芎　桔梗　枳壳　甘草各一钱

上水煎服。

**夺命丹**　治喉闭，或疔疮发大毒，或麻木，或呕吐，重者昏愦。若疔毒牙关紧急，用三五丸为末，水调灌下，有夺命之功。

蟾酥干者酒化　轻粉各五分　枯白矾　寒水石煅　铜绿　乳香　没药　麝香各一钱　朱砂三钱　蜗牛二十个，另研，无亦效

上为细末，用蜗牛或酒糊为丸，如绿豆大。每服一二丸，温酒或葱汤下。

[东垣]**白芷汤**　治大寒犯脑，牙齿疼痛。

麻黄　草豆蔻各一钱　黄芪　升麻各二钱　吴茱萸　白芷各四分　当归　熟地黄各五分　藁本三分　桂枝二分半　羌活八分

上另为末，和匀搽之。

[东垣]**牢齿散**　治牙龈露肉，牙疳肿痛，或牙齿动摇欲落，或牙齿不长，牙黄口臭。

升麻四两　羌活　地骨皮各一两　胆草一两半，酒浸

上为末，以温水漱口，每用少许擦之。

独活散　治风毒牙痛，或齿龈肿痛。

独活　羌活　川芎　细辛　防风各五分　荆芥　薄荷各二钱　生地黄

上每服三五钱，水煎嗽咽。

［谦甫］加减泻白散　治膏粱醇酒，劳心过度，肺气有伤，以致气出腥臭，涕唾稠粘，咽嗌不利，口苦干燥。

桑白皮二钱　地骨皮　片黄芩　甘草炙，各一钱　各母七分　五味子十粒　麦门冬五分　桔梗一钱

上姜枣水煎服。

犀角升麻汤　治阳明经风热牙疼，或唇颊肿痛。

犀角镑　升麻　防风　羌活各一钱　白附子五分　川芎　白芷　黄芩各七分　甘草三分

上水煎熟，入犀末服。

玄参升麻汤　治心脾壅热，口舌生疮，或木舌重舌，或两颊肿痛。

玄参　赤芍药　升麻　犀角镑　桔梗　贯众　黄芩炒，各一钱　甘草五分

上水煎服。

三黄丸　治实热口舌生疮，作渴喜冷，或齿龈肿痛等症。

黄芩　黄连　黄柏各等分

上为末，水糊丸，桐子大。每服七八十丸，白汤下。

安肾丸　治肾虚牙痛腰疼。

补骨脂炒　胡芦巴炒　茴香炒　川楝子肉炒　续断炒，各三两　桃仁　杏仁炒　山药　茯苓各二两

上为末，蜜丸，桐子大。每服五十丸，空心盐汤下。

八味丸　治肾气虚寒，牙齿作痛，面色黧黑，精神憔瘦，脚膝无力，饮食少思；或痰气上升，小便频数，齿不坚固；或口舌糜烂，畏饮冷水。即后方每料加肉桂、附子各一两。

六味丸加五味、肉桂各一两，名加减八味丸　治肾经虚热，齿不固密，或作疼痛，或发热渴淋，痰气壅嗽，头晕眼花，咽燥唇裂，腰腿痿软，自汗盗汗，便血诸血，失喑。水泛为痰之圣药，血虚发热之神剂。

茯苓四两　熟地八两，杵膏　山茱萸肉　干山药各四两　牡丹皮　泽泻各三两

上为末，入地黄炼蜜丸，桐子大。每服七八十丸，空心食前滚汤下，地黄须自制。

滋肾丸　治肾经阴虚，齿痛或苏蚀色黑，日晡发热，脚膝无力，小便不利，肚腹胀满详见《内科摘要》。

肉桂二钱　知母　黄柏各酒炒，二两

上为末，水丸桐子大。每服二百丸，空心白滚汤下。

清心莲子饮　治口舌生疮，烦躁作渴，小便赤涩，口干便浊，夜间安静，昼则举发，此热在血分。

黄芩　石莲　茯苓　黄芪炒　柴胡　人参各一钱　麦门冬　地骨皮　车前子炒　甘草各一钱半

上水煎服。

还少丹　治脾肾虚弱，牙齿作痛，或不坚固。又补虚损，生肌体，进饮食之圣药。

肉苁蓉　远志去心　茴香　巴戟去心　干山药　枸杞子　熟地黄　石菖蒲　山茱萸去核　杜仲去皮，姜制　牛膝　楮实子炒　五味子　白茯苓各等分

上为末，枣肉并蜜丸，桐子大。每服七十丸，温酒日三服。

羌活附子汤　治冬月大寒犯脑，令人脑齿连痛，名曰脑风。为害甚速，非此莫能救。

麻黄去节　黑附子炮，各三分　羌活　苍术各五分　黄芪一分　防风　甘草　升麻　白僵蚕炒　黄柏　白芷各三分　佛耳草有寒嗽者用之，如无不用

上水煎服。

十全大补汤　治气血俱虚，牙齿肿痛，或口舌生

疮，或恶寒发热，自汗盗汗，食少体倦，或寒热作渴，头痛眩晕，或似中风之症。

白茯苓　人参　当归　白术　黄芪　川芎　熟地黄生者自制　白芍药炒　甘草炙，各一钱　肉桂五分

上姜枣水煎服。

**八珍汤**　治气血俱虚，口舌生疮，或齿龈肿溃，恶寒发热，或烦躁作渴，胸胁作胀，或便血吐血，盗汗自汗等症。

人参　白术　白茯苓　当归　川芎　白芍药　熟地各一钱　甘草炙，五分

上姜枣水煎服。

**越鞠丸**　治六郁，牙齿痛，口疮，或胸满吐酸，饮食少思。

苍术炒　神曲炒　香附子　山楂　山栀炒　抚芎　麦芽炒，各等分

上为末，水调神曲丸，桐子大。每服五七十丸，滚汤下。

**四物汤**加牡丹皮、柴胡、山栀名加味四物汤　治血虚发热，口舌生疮，或牙龈肿溃，或日晡发热，烦躁不安，或因怒而致。

当归　熟地各三钱　芍药　川芎各一钱

上水煎服。

**当归补血汤**　治口舌生疮，血气俱虚，热渴引饮，目赤面红，其脉洪大而虚，重按全无。

黄芪炙，一两　当归酒制，二钱

上水煎服。

［元戎］**四物二连汤**　治血虚发热，口舌生疮，或昼寒夜热。

当归　生地黄　白芍药　川芎　黄连　胡黄连各一钱

上水煎服。

**犀角地黄汤**　治火盛，血妄行，或吐衄，或下血。

犀角镑　生地黄　白芍药　黄芩　牡丹皮　黄连各一钱

上水煎熟，入犀末服。若因怒而患，加柴胡、山栀。

**当归六黄汤**　治阴虚内热盗汗。

当归　熟地黄自制　生地黄　黄芪炒　黄连炒黑　黄芩炒黑　黄柏炒黑，各一钱

上水煎服。

**逍遥散**　治血虚有热，口舌生疮，或口燥咽干，发热盗汗，食少嗜卧。

甘草炙　当归　芍药炒　茯苓　白术炒　柴胡各一钱

上水煎服。

加味逍遥散　治肝脾有火血虚，即前方加山栀、丹皮。

［谦甫］解毒雄黄丸　治缠喉风肿闭，或卒倒死，牙关紧急。

雄黄一钱　郁金一分　巴豆十四粒，去油皮

上为末，醋糊丸，绿豆大，用热茶送下七丸，吐顽痰立苏，未吐再服。若死而心头犹热，灌下更生。

［谦甫］龙麝聚圣丹　治心脾客热，咽喉肿痛，或成痈不消，或舌本肿胀，口舌生疮。

川芎一两　生地黄　犀角镑　羚羊角　琥珀　玄参　连翘各五钱　人参　赤茯苓　马牙硝　片脑　麝香各三钱　桔梗　升麻各五分　铅白霜各一钱　南硇砂一两　朱砂　牛黄各二钱　金箔五十片

上为末，蜜丸，龙眼大，金箔为衣，薄荷汤化下，或噙咽之。

［拔萃］桔梗汤　治热肿喉痹。

桔梗　甘草　连翘　山栀　薄荷　黄芩各一钱

上入竹叶，水煎服。

［无择］玉屑无忧散　治喉风痰壅，或口舌生疮，或骨鲠不下。

玄参　贯众　滑石　缩砂仁　黄连　甘草　茯

苓　山豆根　荆芥穗各五钱　寒水石煆　硼砂各三钱

上为末，每服一钱，清水调下。此药又去邪辟瘟止渴。

甘桔汤　治咽喉肿痛。

甘草六钱　苦梗三钱

上水煎服。

白虎汤　治胃热作渴，暑热尤效。

知母　石膏各二钱　粳米半合

上水煎服。

调胃承气汤　治中热，大便不通，咽喉肿痛，或口舌生疮。

大黄一两　甘草一钱五分　芒硝四钱五分

上每服五七钱，水煎。

桃仁承气汤加当归一钱，名当归承气汤　治瘀血停滞，腹内作痛，或发热发狂，大便秘结。

桂枝　芒硝　甘草炙，各一钱　大黄二钱　桃仁五十粒，去皮尖研

上水煎，空心服。

清热补气汤　治中气虚热，口舌如无皮状，或发热作渴。

人参　白术　茯苓　当归酒拌　芍药炒，各一钱　升麻　五味子　麦门冬　玄参　甘草炙，各五分

上水煎服。如不应，加炮姜。更不应，加附子。

**清热补血汤** 治口舌生疮，体倦少食，日晡益甚，或目涩热痛。

当归酒拌 川芎 芍药各一钱 熟地黄酒拌，一钱 知母 五味子 麦门冬各五分 玄参七分 柴胡 牡丹皮各五分

上水煎服。如不应，用补中益气汤加五味治之。

**清热化痰汤** 治上焦有热，痰盛作渴，口舌肿痛。

贝母 天花粉 枳实炒 桔梗各一钱 黄芩 黄连各一钱二分 玄参 升麻各七分 甘草五分

上水煎服。

**升麻柴胡汤** 心脾虚热上攻，舌上生疮，舌本强，颊两边肿痛。

芍药 柴胡 山栀子 升麻 木通各一两 黄芩 大青 杏仁各五钱 石膏二两

上每服四五钱，水煎。

**凉膈散** 治实热，口舌生疮，牙齿作痛，或喉舌肿痛，便溺秘赤，或狂言妄语，大便秘结。

大黄 朴硝 甘草各一两 连翘四两 山栀 黄芩 薄荷叶各一两

上为末，每服五七钱，水煎服。如未应，当加之。

**防风通圣散** 治风热炽盛，口舌生疮，大便秘结，或发热烦躁，疮毒作痒等症。

防风 当归 川芎 芍药 大黄 芒硝 连翘 薄荷 麻黄 桔梗 石膏 黄芩各一两 白术 山栀子 荆芥各二钱半 甘草二两 滑石三两

上每服五七钱，水煎。或为末，白汤调下。

**清咽利膈汤** 治积热咽喉肿痛，痰涎壅盛，烦躁饮冷，大便秘结。

金银花 防风 荆芥 薄荷 桔梗炒 黄芩炒 黄连炒，各一钱五分 山栀子炒、研 连翘各一钱 玄参 大黄煨 朴硝 牛蒡子研 甘草各七分

上水煎服。

**金钥匙** 治喉闭喉风，痰涎壅塞。

焰硝一两五钱 硼砂五钱 脑子一字 白僵蚕一钱 雄黄二钱

上各为末，以竹管吹患处，痰涎即出。如痰虽出，咽喉不利，急针患处，以去恶血。

**润喉散** 治气郁咽喉闭塞。

桔梗二两五钱 粉草四钱 草紫河车四钱 香附三钱 百药煎一钱五分

上为末，敷口内。

又方：薄荷叶、硼砂各五钱，冰片一钱为末，吹患

处甚效。

破棺丹一名通关散　治咽喉肿痛，水谷不下。

青盐　白矾　硇砂各等分

上为末，吹患处，有痰吐出。

小续命汤　治阴毒喉痹。

麻黄五分　防风　芍药　白术　人参　川芎　附子生　防己　黄芩各二分　桂枝　甘草各五分

上水煎服。

［仲景］半夏汤　治伤寒喉中生疮，不能发声。

半夏　桂枝　甘草各等分

上每服七八钱，水煎，候冷，细细咽之。

萆薢散一名换肌消毒散　治杨梅疮，不拘初起、溃烂，或发于舌间、喉间，并效。

当归　白芷　皂角刺　薏苡仁各二钱　白鲜皮　木瓜不犯铁器　木通　金银花各七分　甘草五分　萆薢一名土茯苓，又名冷饭团，五钱

上水煎服。

清咽消毒散　治咽喉疮肿，痰涎壅盛，或口舌生疮，大便秘结。即荆防败毒散加芩、连、硝黄。

人参固本丸　治肺气燥热，小便短赤，或肺气虚热，小便涩滞如淋。此治虚而有火之圣药也。

生地黄酒拌　天门冬去心　麦冬门去心，各一

两　人参五钱　熟地黄用生者，酒拌，铜器蒸半日

上除人参为末，余药捣膏，加炼蜜少许，丸桐子大。每服五十丸，空心，盐汤或温酒下。中寒人不可服。

刺少商穴法　穴在手大指内侧，去爪甲，针如韭叶，刺入二分许，以手自臂勒至刺处，出血即消。若脓成者必须针患处，否则不治。

# 口腔病中西医病名简明对照表

茧唇……………………唇癌、唇部肿瘤

唇肿胀…………………单纯性口唇溃疡

唇裂……………………口唇皴裂

唇口肿白………………唇癌

口疮……………………口腔溃疡、疱疹性口腔炎

口舌生疮………………口腔溃疡、维生素 B 族缺乏症

口舌糜烂………………复发性口腔炎

齿痛……………………牙神经痛、牙髓炎

齿动……………………牙周病

牙痛连脑………………颌骨骨髓炎

齿根肿痛………………齿龈肿痛、齿龈脓肿

齿缝胀…………………牙周病

发热齿痛………………化脓性根尖炎、齿龈脓肿

咽痛……………………急性单纯性咽炎、急性咽炎

喉痹……………………慢性咽炎、喉癣、喉肿瘤、喉结核

喉闭……………………慢性咽炎

喉肿痛…………………急性咽喉炎

咽喉燥痛…………慢性咽炎、慢性萎缩性咽炎

悬痈………………扁桃体周围脓肿

乳蛾………………急性扁桃体炎、扁桃体炎

# 方剂索引

## 二画



## 三画



## 四画



## 五画

## 十二画

中医临床必读丛书 重刊

# 喉科秘诀

清·破头黄真人 撰
曹炳章 评阅
宋咏梅 整理

人民卫生出版社
·北京·

# 导 读

《喉科秘诀》虽篇帙短小，但内容撷精摘粹，所载治法别具匠心，切于实用，直到今天仍具有重要的研究和实用价值，是研习中医喉科者必读之书。

## 一、《喉科秘诀》的作者与成书年代

《喉科秘诀》原题为破头黄真人著。关于黄真人的详细情况，尚未找到相关的史料记载。《全国中医图书联合目录》著录本书有清同治九年庚午(1870)朱照吾抄本，藏于中国中医科学院图书馆。经查对发现中国中医科学院图书馆所藏《喉科秘诀》与本书实为同名异书。因史料线索不足，本书具体刊行时间难以考证。本书刊行后世人鲜知，在流传中被医学世家——何氏家族之先人行走四方时收藏。至民国，何氏家族之传人何约明检得此书，读之觉全书撷精摘粹，别具深心，要语不烦，切于实用，故荐于裘吉生先生，经曹炳章君评阅，收入《三三医书》第一集，后又编入《国医小丛书》，自此得以刊行天下。《喉科秘诀》共分2卷。上卷简述咽喉各症病因不外乎风、积、痰、虚，看喉色论死生，随证立神、圣、功、巧四大法。下卷阐述了22种喉风的证治方药，并附针灸穴图，注明针法及功效。共载方剂44首。

## 二、主要学术特点及对临床的指导意义

### 1. 揭示喉病多种病因

中医理论认为，风为百病之首。咽喉内连肺胃，外邪为患，咽喉首当其冲。脏腑失调，痰热上蒸，亦常反映于咽喉。《喉科秘诀》提出：①喉病有“风、积、痰、虚四字所伤”，“须辨内外二因及明五行生克”。②夫气之出入，有顺有逆，“外有六淫时气之邪，内有七情饮食之伤，其中又有虚实”。③风邪为患，发病急骤，变化迅速，而喉风诸症多为急病，故以此言告诫病家必须注意观察病情，重视及时治疗。④风邪袭人，必先犯肺卫，喉症初起，除咽喉红肿热痛外，常兼有风热表证。上述论点，既阐明了机理，又揭示了病因，为咽喉病的辨证论治提供了依据。

### 2. 重视喉病的证候诊断

《喉科秘诀》认为风邪致病咽喉，其病因、病位、主证不同，诊断上亦各有所异，故书中列喉风22种。

如根据病因分为风热喉、积热喉、痰热喉、虚热喉，并详列其症状特点、发病机理及相应的治疗方案。根据病变部位的特点“其风在喉内，一边作核”诊为单鹅风；“其风在喉内，两边作核”诊为双鹅风；“其风在右边，面肿”诊为搭颊风等。根据病人的症状感觉“其风在耳边，近顶，生核至颈上，其核赤肿，两路交通喉下”诊为外锁风；“其风舌硬赤肿，不思饮食，重者不能言语，口干”诊为木舌风等。根据病变部位的形态特点“其风舌有两层，赤肿不能言语”诊为重舌风；“其风初发，寒热，舌下如莲花一层”诊为莲花舌等。《喉科秘诀》善于细致观察，审证求因，比类取象，十分重视咽喉的证候诊断。

### 3. 综合治疗特色突出

《喉科秘诀》治疗咽喉病，提倡局部结合全身、针刺与药物并举、外治兼以内服的综合疗法。这种综合治疗的思想充分体现了中医学的特色与优势，对现代临床具有重要的指导作用。

针灸方面：《喉科秘诀》首先提出喉病“当针则针，不当针则止”，当针者以针疗为诸药之先锋，急于疏风散热，开通周身经络，使风热结邪得以消散，常以“先从少商、合谷、列缺、曲池，以男左女右，各依针法刺之。若病重者，先从前顶、百会、后顶、风池、颊车诸穴针之”的方法广泛应用于喉科临床。

药疗方面:《喉科秘诀》用药主张“究其因而治之”,风热喉以消风活血为主,从肝胆之经用药;痰热喉以消痰降火为主,从肺胃之经用药;积热喉以泻心清热为主,从心经、三焦经用药;治虚热喉以滋阴降火为主,从肾经用药。此外,《喉科秘诀》用药还采用外吹药末与口噙药物两种形式。如风热喉牙关闭疼、壅盛而死者吹皮硝散,痰热喉用真喉末,虚热喉含生津润肺丸等。外吹末药法现已成为当今中医喉科治疗咽喉病的主要手段。

## 三、如何学习应用《喉科秘诀》

《喉科秘诀》共载方剂 44 首,其中有自拟方如神字号玉华散、圣字号通利散等,亦有沿用前人之方如败毒散、防风通圣散等,所有方剂均以辨证为基础。沿用前人之方而又不同于前人之方,充分反映了《喉科秘诀》“师古而不泥古”的学术作风。作为后人,我们学习应用《喉科秘诀》,首先应继承这种优良的学术作风,注重理论联系实际,师其法而不泥其方。

《喉科秘诀》所载喉风病症 22 种,这与其他喉科典籍所载不完全相符,在学习应用中,应注重与《重楼玉钥》《喉科紫珍集》等喉科名著相结合，对书中的内容进行客观公正的评价，取其精华，重点掌握，内容联系实际，达到学以致用的目的。

宋咏梅

2006 年 4 月

# 整理说明

《喉科秘诀》是我国现存比较有特色的喉科典籍。全书共分2卷。上卷简述咽喉各症病因不外乎风、积、痰、虚，看喉色论死生，随证立神、圣、功、巧四大法。下卷阐述了22种喉风的证治方药，并附针灸穴图，注明针法及功效。共载方剂44首。本书虽内容简短，但具有较为重要的实用价值，是优秀中医临床工作者必读之书。

《喉科秘诀》刊行后，并未广泛流传。现存主要版本有《三三医书》本、《国医小丛书》本。《全国中医图书联合目录》著录本书有清同治九年庚午(1870)朱照吾抄本，藏于中国中医科学院图书馆。经查对发现中国中医科学院图书馆所藏《喉科秘诀》与本书实为同名异书。《全国中医图书联合目录》著录南京中医药大学所藏1922年抄本，内容与《三三医书》本同，均出自于何光据家藏孤本而做的校录本。本次校勘以《三三医书》本为底本，以《重楼玉钥》《喉科紫珍集》等为他校本。对于书中异体字、繁简字、俗写字，一律以标准简化字律齐；对古今字，凡能明确其含义者，均以今字律齐，以免造成歧义，如藏与脏等。本次对生僻字、词未作注释，欲深入学习研究者，可借助相关工具书。

由于水平有限，本次校勘工作疏漏之处在所难免，敬请同行斧正。

# 《喉科秘诀》提要

《喉科秘诀》2卷，为大埔社友何约明寄自槟榔屿者。原著者题破头黄真人，经宫兰翁、姜白石二君传述，为曹炳章君评阅，何君弁言曰：余家四世业医，先代有游惠阳者，有游闽峤者，足迹所及，交游以广，留传医籍，大都先贤遗著。兹所检得一帙，亦属罕见之作。得此孤本，读之觉全书撷精摘粹，别具深心，要语不烦，切于实用，洵为初学之津梁，而喉科所必资，为参考者之书。

# 《喉科秘诀》例言

——是书原寄绍社刊行，因前稿被邮局失误，爰将原稿重加删补，期于完善，转寄社友曹炳章先生鉴定，以昭郑重。

——是书校录，前后二次，凡三易稿。原本鲁鱼亥豕，误点殊多，不揣鄙陋，妄有僭改，并加按语，阅者谅之。

——是书方药，尚嫌驳杂。盖喉科最忌辛燥，删去一二剽疾之品，其余悉仍其旧，以存庐山真相。至于加减变通，是在明者师其意，勿拘其方可也。

——是书喉风症名与他书间有不符，当参考《重楼玉钥》，庶相得益彰。

中华民国十二年十一月廿二日编者再识

# 弁　言

破头黄真人者，不知何许人，所传《喉科秘诀》一书世鲜能知，而宫、姜、周三先生者，亦不可得而闻焉。余家四世业医，先代有游惠阳者，有游闽峤者，足迹所及，交游颇广，留传医籍，大都先贤遗著。兹所检得抄本一帙，亦属罕见之作。晚近喉科之书，如郑梅涧先生《重楼玉钥》，张善吾先生《白喉捷要良方》，杨龙九先生《囊秘喉书》，吴氏之《咽喉二十四症歌诀》，张氏之《咽喉七十二症图说》，曹炳章先生之《喉痧证治要略》，张若霞先生之《通俗咽喉科学》，于喉科症治，类多阐发，然得真人之孤本而读之，则撷精摘粹，别具深心，要语不烦，切于实用，洵为初学之入门，而喉科所资，为能考者也。是乌可任其湮没而不彰欤？爰亟校录一册，邮寄医社裘公吉生，俾刊传于世，公之天下，并此数言，聊志颠末云尔。

时中华民国十有一年八月十八日大埔何光约明谨

书于南洋槟榔屿大山脚杏和堂医寓

# 目录

# 卷　上

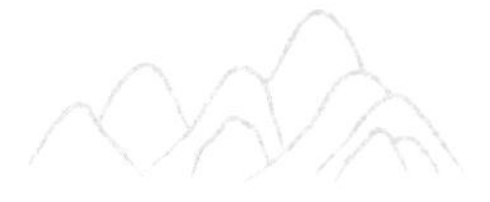



喉科大要，须辨内外二因及明五行生克。如外感六淫之邪，痰火上壅而为病。内伤饮食煎炒，热伤肺胃及房劳伤肾，郁怒伤肝。其中五脏生克，如金克木，则宣其肺，当补其肝，木得和而病即安。木克土，则宣其肝，当补其脾，土得安而病自愈。土克水，则宣其脾，当补其肾，水得润而病自已。水克火，当滋其肾，而养其心，火得暖而病自痊。火克金，当泻其心，而补其肺，金得润而病自除。故病有浅深实虚，必究其因而治之。爰定神、圣、功、巧四字，随证化裁可也。

神字号玉华散　专治咽喉三十六症，一切鹅肿并用之。

血竭三钱　白矾一两　芒硝一两　乳香五钱　没药五钱　硼砂五钱　雄黄三钱　麝香一分　冰片五分

共为细末，秤过，每两加入胆矾一分，俱系生用，不须制。

歌曰：血雄三钱麝一分，五钱乳没硼砂同，矾硝一两一分胆，片脑细末用五分。

圣字号通利散　治毒气秘结，大便不通，原名败黄散，有泄者当忌之。

白矾五钱　芒硝三钱　雄黄三钱　巴豆一钱，去壳，净油

共为细末，看病浅深，一遍或用三匙调和，温服。取其通利大便二三次，看患者虚实用之。或炼蜜为丸，如龙眼大，调温汤下，取泄立效。

歌曰：败黄巴豆散，油壳去一钱，雄硝三钱足，矾是半两间，炼蜜为丸用，通利病即痊。

功字号积雪膏

量病轻重，用前神药末，加入胆矾五分。若出脓，加入熊胆一钱。若病人沉重，喉窍俱塞，可入一钱；轻者可用二三分。若病人心烦颠倒，口出鬼言，可入朱砂五分，竹茹五分即安寝。

巧字号定风针

巧者，取针去血，并无乱刺，当针则针，不当针则止。遵范九思之针灸法，看病深浅如何，随证变通为巧。若浅者、虚者，偶然针愈，不知针之毒，随或反害者有之。宜针不宜针，可自斟酌为之。鹅疮有黄白者，头上可针破，敷神药末捕脓。血出者，不可乱刺，不用神药末，用真喉末可也。

一病者，如喉中忽然生单鹅或双鹅，多起于睡醒觉之，或起了二三日，微碍，遇热而触动，即时碍气难

吞，牙关紧合不开，将神药末一匙挑入牙关内，左右俱用药二遍，痰即开。一刻间，再吹神药末，含得为水。先遍咽下含，次遍为水，口吐撒，再用药三遍方可。看内病如何，若疮形红肿，只用神药末吹之自消。如潮热憎寒不退，急用通利散三匙泻之，用连翘消毒饮数服。不拘时候，时时服之，败其毒也。

连翘消毒饮

连翘一钱　升麻五分　防风五分　荆芥四分　僵蚕一钱　全蝎四分　牛蒡五分　白芷七分　黄柏一钱　黄连一钱　桔梗五分　薄荷五分　甘草五分

水二碗煎服。炳章按：如舌尖赤，喉间赤或紫，午后疼痛增剧，便燥结，虽有身热，宜辛凉横开，如升、防、僵、蒡、白芷皆在禁例。有热加柴胡七分炳章按：柴胡宜改桑叶、黄芩七分。有痛不止要加乳香三分、没药三分。小便不通加木通七分、车前子七分。有痰盛者加半夏七分、栝蒌七分。

一病喉内生鹅，烦热憎寒，内如粟壳，黄疱疮连烂口舌，即用神药末吹鹅中，此是毒风之极。然亦无妨。只须五六日，迟退痊矣。脉浮洪者，宜用败毒散服之。若脉沉实，用败黄通利散三匙。脉浮洪或沉有力，俱无害。

败毒散

牛蒡七分　荆芥五分　元参一钱　赤芍五分　柴胡五分　桔梗一钱　甘草五分　白芷五分　炳按：柴胡、桔梗、白芷，辛温升提，皆宜慎用。

若毒盛加升麻五分，葛根五分。有潮热者，加苦参根五分，黄芩、黄连、防风各五分。若腹胀闷乱，发热秘结，加大黄二钱，芒硝一钱同煎。利三五遍，即止。余不拘服。

一病舌下另生一舌，如莲花者，名为莲花舌，又名重舌，又名木舌。舌大长硬，俱用神药末点之。若沉重者，频频擦舌，及教病人自己咬住舌，露舌在牙外，看真，用三棱针针去四五路血后，点神药末擦舌为妙。又有紫筋二条，针开出血，用神药末吹之。炳章按：此症皆由肝肾亏，心火旺，宜服滋营养液汤剂，效更速。又用米醋半碗，调真喉末含之，吐出再含，以消为度。

真人吹喉散

煅硼砂一钱　寒水石七分　雄黄五分　上冰片六厘

共研细末，收贮听用。若喉疳臭烂，加地鸡一分，即水缸下地蜱子，瓦上焙枯。麝香五厘，牛黄七厘。

一病崩砂漏齿风，亦有潮热。只用神药末加蜜蒸过，调涂含咽，津满口，吐撒。用防风、荆芥、白芷三味，煎水，洗净用药，擦牙关即活。又将舌洗去毒。此病不妨。如有牙边红肉生出来，去硝、矾二味，加入胆矾一钱，同用神效。亦用败毒散，或食，或洗，俱用无患。如有腹满、腹紧，亦用通利散。若不敢通，只用连翘消毒饮服之。若孕妇，用神药末，勿吞，只可口含，吐出来。入麝香，吞无忌。

一病牙关，内生有肉，遮过牙，口又难开，却用神药末挑放牙上，开其牙窍，然后用针剔破其肉，即用神药末敷破处即愈。再看牙关内，有红筋一条，入牙关，不能开，用瓦刀割断其根，待血出，再用神药末吹之。

一病喉风，连年起一二次不断。其根原者，用范九思之针灸法，男左女右，在大指本节后一寸，用艾灸三壮，即断其根。此穴不可轻用，慎之慎之。

光按：神药末，即神字号玉华散。真喉末，即真人吹喉散。

周诗先生曰：夫咽喉者，乃五气呼吸之门户，五味输纳之道路也。盖咽者，咽也，咽纳水也。喉者，候也，候气之出入也。有风、积、痰、虚四字所伤，病由此生，而轻重可较焉。夫气之出入，有顺有逆，外有六淫时气之邪，内有七情饮食之伤，其中又有虚实。故内因七情过度，则主不能安而神劳，神劳则相火动，火动痰生则气郁。而火变痰于咽嗌，单鹅、双鹅、梅核诸症蜂起，乘外感之邪热触动而作矣。学者可认证候，方法施治，以期得效。三十六种，名虽不同，四字之说，甚为便当。若不识其症，妄施药饵，轻变为重，实难救疗。且咽喉系危急之症，不可轻忽，可用心救人，阴隲非轻。当取则取，不当取者，可以行阴隲，天必佑之。

附：风热喉辨方

风热喉初起，牙关强闭，头面则肿，咽津则碍，憎寒壮热，属肝胆之经，生发顶鹅、双单鹅，每日宜用真喉末吹二三次，每次三匙，内服泻肝通圣散一剂，以泻为度。如不泻，连进几次，用消风活血汤数剂，若泻后，对时不宽，急用三棱针刺去鹅顶毒血，只三五针。随后又点药末。若喉紧急，即以针刺毋待，次日活法行之，此乃肝胆经症。牙关闭疼，壅盛而死，或改用皮硝散急吹用之。

泻肝通圣散

归尾四分　黄芩七分　僵蚕五分　赤芍五分　桔梗一钱　甘草五分　石膏二钱　大黄生二钱，熟二钱　芒硝一钱　枳壳七分　黄柏七分　升麻三分　葛根四分　防风四分　荆芥四分　胆草四分　生姜一片

水一碗，煎七分，空心温服，令泻为度。如不泻，

再进本药一剂，后方服消风凉血汤。炳章按：此证去升、葛、桔、防、生姜，加鲜大青、丹皮、桑叶、银翘等，则效更捷。

消风凉血汤

白芍七分　黄芩一钱五分　鲜生地二钱　桔梗一钱　荆芥五分　防风六分　栀子五分　僵蚕四分　黄柏七分　黄连三分　甘草三分　归尾五分　花粉六分　银花五分　山豆根五分　升麻三分　薄荷三分　生姜一片

水二碗，煎七分，空心服。炳章按：升、防、桔、生姜，喉症皆当慎用。

千金皮硝散　风痰盛者必用此方。

皮硝一两，用铁铫，炙过，以干为度　砂仁二钱，去皮膜　海螵蛸二钱，去净粗壳　硼砂生一钱，煅五分　雄黄一钱五分　朱砂一钱五分　冰片二分　直僵蚕八分　麝香五厘　郁金五分　白矾一钱六分，生煅各半

附：积热喉辨方

积热喉初起，多有夜半睡觉，咽津碍气，牙关强而不开，鼻气觉有些烧，痰涎壅粘，壮热多，憎寒少。此症属心经三焦之火，生发顶，双单鹅亦宜。每日吹真喉末二三次，每次三匙，出痰多效。内用泻心通圣散一剂，次用清膈凉血汤数剂。若泻心通圣散服后大泻，不用多服。若无多泻，再进本药一剂，方可吹药。

一日不宽，急用三棱针刺去鹅顶毒血，三五针。吹喉药，点之毋得迟延。日久自溃烂变成牙疳，虽不至死，臭恶半年不愈。故当速治。又恐延迟日久，兼胃虚之人，毒攻心胃，可谓快杀。此宜深察趋行，勿怠也。

**泻心通圣散**

黄连一钱　犀角五分　栀子五分　桔梗八分　甘草三分　枳壳五分　黄芩一钱　升麻四分　葛根五分　生地五分　白芍五分　石膏一钱五分　大黄生一钱，熟二钱　芒硝一钱五分　归尾五分　麻黄五分　生姜一片

水二碗，煎八分，空心服。令泻为度。若无泻，再进一服，后服清膈活血汤。炳章按：此证多得心经实热与时气风火为症，升、葛、麻、姜、梗等温升，皆忌，宜加辛凉散风药为要。

**清膈活血汤**

黄连一钱　麦冬二钱　连翘一钱　栀子五分　石膏一钱　桔梗八分　黄芩一钱　甘草三分　归尾五分　升麻三分

水二碗，煎七分，温服。炳章按：升、桔宜换为桑叶、丹皮、紫花地丁草、鲜大青等更佳。

**附：痰热喉辨方**

痰热喉初起，不常有痰粘，咽吐津，咽干，得茶汤

润而出之。无触不患，过适口热物，饮食过伤，火动击搏，致令不清，而成喉痛。痰涎大多，亦略憎寒壮热，生发顶双单鹅。症属肺胃之经，每日宜用真喉末吹二三次，内服消痰降火汤数剂。大便秘结用通利散三匙温服，然后服消痰降火汤。若热盛，用防风通圣散一剂，亦可随症用之。

**消痰降火汤**

花粉二钱　元参三钱　白芍一钱　枯芩一钱　桔梗一钱　甘草五分　山豆根五分　半夏五分　白茯苓一钱　知母一钱　桑皮一钱　黄连五分

水二碗，煎七分，空心服，后用败黄通利散泻之。

**防风通圣散**　治一切初发喉风。

先服一二剂，取通利为度。后用消风活血解毒汤。若虚喉，不可服。宜照虚喉方治之。

桔梗二钱　防风一钱　荆芥五分　枯芩一钱　连翘五分　石膏二钱　大黄三钱，看人虚实加减　朴硝一钱　甘草三分　薄荷五分　白芍五分

水煎，空心服。服后以泄为度。不泄，再服一剂，泄后再服后方。

**消风活血解毒汤**

鲜生地一钱　银花五分　干葛五分　防风五分　荆芥五分　升麻三分　连翘一钱　枳实八分　归

尾五分　赤芍一钱　桔梗一钱　山豆根五分　黄芩一钱　栀子四分　苦参根五分

炳章按：升燥切不妄用，前批忝阅。

水二碗，煎八分，不拘服，要温服，多服无妨。

附：虚热喉辨方

虚热喉初起，其势不急，微微缓缓，咽津觉得干燥，吞气些碍，无鹅无肿，满喉或红或紫，此乃命门相火上冲为害，证属肾水枯竭，命门相火煎急肾阴，不能降之。故虚火冲喉，微碍痛，不恶寒，独怕热。不宜吊药，恐损津液，无益反损。只宜含生津润肺丸，缓咽下，并服滋阴降火汤数剂为善，不宜针吊吹药。

滋阴降火汤

生地二钱　元参二钱　天冬二钱　白芍一钱　麦冬二钱　盐柏一钱　桔梗一钱　枯芩一钱　栀子七分　甘草三分　知母一钱　山豆根五分　丹皮一钱　泽泻一钱　薄荷五分，自汗不用

水二碗，煎八分，空心服。炳章按：肾虚阴火上炎之证，宜导热归下，如景岳玉女煎加元参等最好。方内桔梗升提，载药上行，为最忌。

生津润肺丸

硼砂三钱，生煅各半　寒水石二钱　山豆根二

钱　五味子一钱　甘草二钱　枯芩二钱　乌梅一钱　薄荷三钱

上冰片二分，共研细末，蜜为丸，如龙眼大，含化，咽下，生津降火。

## 附：针灸须知

中指定同身寸用为上肢之尺度图

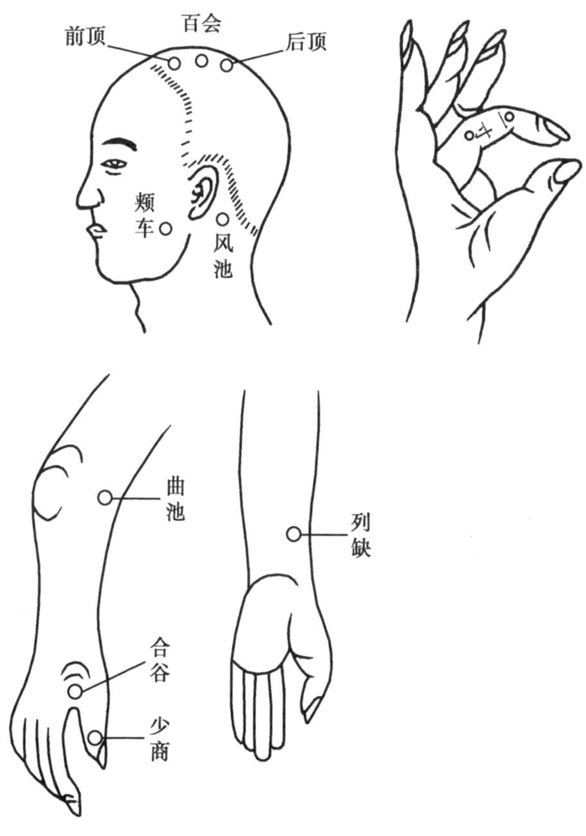


男左女右，手中指第二节，屈指两纹尖相距为一寸

百会穴一针，前顶穴一针，亦用三针。后顶穴一针，亦用三针。颊车穴一针，亦用三针。左右俱针亦可。风池穴一针，男左女右。少商穴一针，合谷穴一针，列缺穴一针，曲池穴一针。俱男左女右。

中指定同身寸用为上肢之尺度

光按：百会居头之正中。前顶在百会前一寸五分。后顶在百会后一寸五分。颊车在耳之下。风池在发际之陷凹中，即颈后二大筋下部之外端。少商在拇指内侧爪甲根。合谷在食指与拇指基底部中间之陷凹处，孕妇禁忌。曲池在肘外辅骨之陷中，屈肘向胸，则适当其横纹端。列缺在手之内面，离腕之横纹一寸半。

凡临诸症，先从少商、合谷、列缺、曲池，以男左女右，各依针法刺之。若病重者，先从前顶、百会、后顶、风池、颊车诸穴针之，开通周身经络，使风热结邪得以消散，而血气流行。佐以奇药内治，自易收效。若针路无血，则风热壅盛，受邪深重，多致不救。

凡下针，用左手大指甲重切所针之穴，令气血开。教病者心专于内，不可外驰，然后下针，使针不伤荣卫。

凡用针，至穴孔，中病之处急出针。即以左手大指急按所针穴孔，勿令出血，是谓补法。若起针时，缓缓拔出，不用手按其针孔，令其出血，是谓泻法。大抵实证可泻，虚证宜补，或先泻后补，随证用之。

喉风用针灸法，虽能断根，永不再发。然亦有不戒煎炒热毒之物，以致一二年后复发一次，不可不知。故针后宜戒口，以免后患。未用针时，喉内先将散风药末吹之，然后用针。针后必将药末封针口处。如吹药后，针之不退，再用吊药吹之。

**散风药方** 吹喉并封针口用。

全蝎六分，用水洗净，去头足，童便制，秤足 草乌一钱，去芦制 薄荷一钱五分

三味为末。另用乳钵细擂极细末和入千金皮硝散一钱，加入冰片一分，麝香五厘。

**吊药方**

鹅腿草即剪刀铰根 山大黄即水推沙根 野南星即石蒜头

三味共磨水，吞下即吐。膈中之痰，吐中有发散之义。发散则出汗，故风从汗出。

光按：鹅腿草之名，本草未载。疑即鹅抱，待考。近年《卫生公报》发明天名精一物，以治喉痹肿痛，确有吐痰之妙。前贤李时珍，亦称其功效。山大黄，本草名酸模，味酸寒，杀虫治疥。野南星，即石蒜，味辛温，本草称其取吐，取汗颇良。

## 附志

是书破头黄真人传授宫兰翁、姜白石，又传与周诗先生，周先生传与女婿林杏吾，再传黄春台，三传李元祯云。

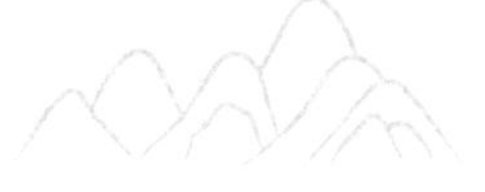

# 卷　下



上卷发明四字，乃喉科总决，活法在人，兹将重要喉风二十二症，名且证治，胪列如后。

## 单鹅风

其风在喉内，一边作核，经二三日，寒热，不能吞咽。先服防风消毒散一二剂，如不退，用针针至无血，即安针。用毫猪箭消毒散，即遇有余症，皆可服。或用盐草根，即盐糟柏，或用矮荷根，即凉伞树，含之皆治。炳章按：此症必有郁火积痰，如羌、防、升麻、桔梗、川芎、半夏皆忌，宜避用。当加元参、川贝、昆布、海藻等味，以软坚化痰为安。

## 双鹅风

其风在喉内，两边作核，吞咽不下，风热烦闷，口干，用盐草根、矮荷根及生胆矾含之立效。炳章按：亦须内服养阴清肺汤等剂。

## 单口风

其风在喉内，肿满，却又不甚。有血筋三四路，如棉丝相似，令人口干，烦闷。此症宜有涎。先用胆矾点之，内服石膏汤清胃火也。

## 松子风

其症在喉内，生肉鳞四五个，或在喉咙两边，或在舌上，如松子一样，不能吞咽。先吹神药末，数次后，针其血。若生六七个，不治。

## 搭颊风

其风在右边，面肿，牙关紧急，不能饮食，头痛寒热。可用针法，并吹金银二消丹即金锁匙、银锁匙，此症难愈。炳章按：宜内服散风消肿，豁痰清火之剂。

## 外锁风

其风在耳边，近顶，生核至颈上，其核赤肿，两路交通喉下，身发寒热。用药吐之即愈。鹅腿草及山大黄、野南星根最良。三味共擂，吞之即吐。此症不甚为患。炳章按：此症亦宜内服消痰软坚清热之品。

## 斗底风

其风初发，必生寒热，喉门两旁有三五红点者是。胸前有青筋，两路横过，或有红筋直下，可将针针其筋头，令血出，以神药末救之。其症十无两愈。

## 木舌风

其风舌硬赤肿，不思饮食，重者不能言语，口干。用神药末一次，再用巴豆三生散，点舌筋头即愈。若不愈，令病人咬定舌尖，出于齿外，用针刺去瘀血，又点巴豆三生散，待对时自消。内服黄连解毒汤，凉药宜温服之，切忌冷服。恐上热未消，中寒复生，中州一寒，不能升降阴阳，使痰随气腾，反足杀身。

## 重舌风

其风舌有两层，赤肿不能言语，用针刺舌下两旁赤筋，去血，将神药末点舌筋头上。若不消，日日针之，又不愈，复用神药末点之。不然，恐满舌下而穿，即成久病，乃为废人，内宜服消风散。泻心脾药须多用。

又方：治重舌风，腮肿不能言语，痰盛热极，急用蕉心水二大碗，和童便二大碗，徐徐咽下，立即见效。

## 莲花舌

其风初发，寒热，舌下如莲花一层，治法同前重舌方。

## 牙蜞风

其风牙根赤肿，如蜞相似，牙关紧急。红肿处，当牙缝中针去瘀血，用神药末吹之即愈。炳章按：宜兼用内服药如银、翘、薄荷、桑叶、僵蚕、元参、川贝等味。

## 双缠风

其风初起，耳下一边肿大，或两边肿，连颈下俱肿痛，身作寒热。此因风热上攻，外用胆酥丸，磨热酒敷之，每日三次，忌风，不然尤肿。或用山慈菇磨酸醋敷之亦可。内服防风通圣散一二剂后，服连翘消毒饮，每日吊痰药四次，使其速消为上。不然迟延日久，则成漏腮。轻者侧穿，重者中穿，即见喉管，多致不救。炳章按：此症防风、葛根、桔梗终宜慎用。

## 驴嘴风

其风口唇赤肿，如火烧相似，潮热烦闷，先用消风活血凉肌汤洗之，待有黄顶处，用针针之，必结于唇上，如颈后及面赤，内服连翘消毒饮、大防风散之属。又，将乌狗血敷之神效。炳章按：虽有风、痰、热、毒，亦重温升发散，亦不宜过用。

## 稔食风

其风口中咽内，忽有血泡，碍人不得咽气，如欲呕之状。刺穿去血少宽。结后喉中作痛，可用真喉末调老醋和童便清水含之，口内痰涎宜吐出，不可误吞，其含出之毒血有误吞者，必心中疼痛不止或变成血蛇，游行脏腑，内贯入心。须用连翘饮、防风消毒散治之。如不退，再用蜜糖和醋，炖热吞之即下。又不退，用妇人头发一团，煅枯放地下，退火气，黄酒冲服即愈。倘口中血泡无甚胀碍，不欲吐者，不可刺破，但戒口而已。炳章按：此症宜凉散，忌辛温升发。

## 飞鹅风

飞鹅风，一名飞杨风，一名飞丝风。其症痛如被骨哽样，后心中作痛，口干不能吞咽，多因饮食过度积毒而成。可服连翘饮加萝卜汁及金薄丸、防风消毒饮治之，吹真喉末即愈。

## 悬疳风

悬疳风，亦名喉疳。其症牙框边生细疮，传染满口。若吞其疮汁入喉，其疮染入喉间，难治必死。可速用砒枣散。信石五分，入枣肉内，煅存性，为末。搽擦患处数次，吐出毒涎立愈。内服连翘饮、防风消毒散治之。炳章按：药剂宜入清火、化痰，如川柏、元参、川贝、煅人中白等味。

## 枫叶风

枫叶风，一名松叶风，其症喉内肿痛，如一叶塞住，下药不得，声音不出，寒热交攻，坐卧不安，行步流涎不止，症极难治。每日吹药三次，一连三日，内服前上卷内通利散导热下行，使咽喉如叶塞者宽开后，急用连翘饮数剂即愈。炳章按：温升总宜避去。



## 漏腮风

其风初起，皆由牙蜞、牙痈、肿风失于调理，以致溃而成脓。毒无所出，势不容已，逼脓血外穿变成此症。又或服凉药过多，冰血大过，毒血不能发散，恐损牙齿，烂见牙骨者有之，亦难治也。可用活血消风汤洗去臭恶，内服消毒散，吹真喉末即愈。

## 大喉风

少商穴一针，男左女右，有血者生，无血者死。若针不愈，令病人眠着，捉住他头发，颈上一踏。再不效，用水药方。用胆星五分，枯矾五分，蒲黄五分。若红用明雄黄，白加硼砂，黑加血竭。炳章按：红用雄黄太燥，不妥。黑多不治。

## 帝中风

用大梅片拌醋，以筋点之。或用胆矾拌水点之。

若痰涎多，用醋拌水含之，涎出自愈。

## 烂喉风

有赤白二症，脉忌沉伏。赤喉风用轻粉，不用雄黄；白喉风用雄黄，不用轻粉。方列如后。

雄黄二分　轻粉五厘　青黛一钱　乳香七分　没药七分　寒水石一钱　黄连一钱　硼砂二钱　血竭五分　大梅片三分　薄荷叶一钱　珍珠三分　麝香三分

## 大水风

大水风，又名崩砂风，牙缝疼痛，臭烂出血，用后药点之。

巴豆一两　白矾四钱　胆矾三钱　蓖麻子肉一两

四味制法，用瓷器钵一个，先下白矾于钵内，置炉火上溶化成泡。次下胆矾，待溶解，再下巴豆仁、蓖麻肉。待油出，有烟起，用纸三五张，水湿盖之，五七次。待四围纸干，覆于地上，露天三五夜，除去火毒，收贮听用。治法用盐梅肉为丸，如梧子大。用棉丝裹竹，夹丸蘸醋及药末少许，点患处。口涎流出即愈。制药忌铜铁器。炳章按：此药力霸，点多起炎肿发疱。虚火证切不可用，实火证亦须慎用，或药用少。否则反有害。

前列诸症，或明其部位形状，或载其针治方法。外此尚有未曾详解者，举一以例其余也。学者临证审察之。

光按：龙嘴风，即鱼口风之变症。生在上唇，驴嘴风生在下唇。牙瘨风，即搜牙风，在牙床上高处。牙痈风，生在牙床下低处。大水风，由阳明胃经瘀、湿、风、火致成齿瘨、齿䶠等症，甚则变成骨槽风、烂喉风，即咽疮风，有红白二症。锁喉风即乂喉风。漏腮风即穿颔风。裹牙风即角架风。单口风即单燕口。枫叶风即鱼鳞风。稔食风即夺食风。外锁风即掩颈风。雷头风即瘰疬风。耳痈风即肥株子风。暗中风即落架风。或证同名异，或名异音同。参考《重楼玉钥》，玩索而有得焉。

附：坏症须知

喉内生风莫待迟，胸中气急主倾危，更加心胁如刀刺，妻子亲朋定别离。大便小便如秘结，病人魂魄去如飞，此是医家真妙诀，预将生死报君知。病人眼直口开时，气出无收手散垂，若见此形宜速退，休贪名利自狐疑。误针鱼口翻唇恶，不日黄泉路上归，症遇此般凶险候，卢扁再世亦难医。

防风消毒散

防风七分　枯芩一钱　薄荷五分　羌活五分　升麻五分　天花粉一钱　桔梗一钱　半夏五分　川芎五分　荆芥五分　甘草三分

水煎服。

石膏汤

石膏一两　知母三钱　甘草一钱　元参五钱　花粉三钱

水煎服。

金锁匙

雄黄一钱五分　牛黄三分　白矾二分　朴硝一钱五分　僵蚕三分　硼砂三分　老竺黄一钱五分　珍珠五分　麝香三分　牙皂角二分　乳香二分　血竭一分

共为细末，吹喉立效。

银锁匙

老竺黄五分　白矾三分　硼砂一钱　麝香五厘　牙皂角一分　冰片五厘

共为细末，吹喉一二次立效。

玉锁匙

珍珠二分　朴硝三分　儿茶二分　冰片五厘　僵蚕三分　牙皂角三分

共为细末，吹喉三四次，立效。

**铁锁匙**

牙皂角一条，入精巴豆仁二三粒，黄泥封固，煅存性，入麝香少许为末，薄荷汤送下。治噤喉风有效。

**冰硼散** 治咽喉口齿新旧肿痛，痰火声哑等症。

冰片五分　硼砂五分　朱砂五分　玄明粉五分　甘草粉五分

共研细末，吹搽患处，甚者五六次效。

**巴豆三生四熟散** 治木舌神效。

郁金三钱，醋制　草乌三钱，姜制　巴豆七粒，烧过三生四熟　明雄黄一钱

四味共为末，点舌筋头，不可多用，切勿吞下。

**开关散**

巴豆捣碎，用粗纸捶去油，塞鼻孔内，男左女右，即效。炳章按：须用薄绵裹，塞鼻，否则起疱发炎肿。

又方：蒜头、薄荷、踯躅、鹅不食草共为末，擦牙关上即开。

**黄连解毒汤**

黄连　黄柏　黄芩　栀子

各等分，水煎服。

**蟾酥丸**

蟾酥二钱　轻粉五分　枯矾一钱　寒水石一钱　铜青一钱　乳香一钱　没药一钱　胆矾一钱　麝

香一钱　明雄黄二钱　朱砂二钱　血竭一钱　蜗牛二十只

各药研为细末，于五月五日午时，在净室，先将蜗牛研烂，和蟾酥再研，稠粘方入各药末，共捣极匀为丸，如绿豆大。每服三丸，用葱白五寸，患者自嚼烂吐于手心，男左女右，包药丸于葱内，用无灰酒一钟送下，被盖取汗。如人行五六里之久，立效。甚者，再一服。修合时，忌见妇人、鸡、犬等物。

防风通圣散　方见卷上。

消风活血解毒汤　方见卷上。

**连翘消毒饮**

连翘一钱　桔梗一钱　枯芩二钱　防风八分　干葛二钱　甘草三分　白芷五分　枳壳五分　半夏五分　升麻三分

水煎服。

**大防风散**

防风　藁本　赤芍　薄荷　连翘　僵蚕　全蝎　枯芩　甘草　蝉蜕　羌活

各等分，加生姜一片，水煎服。

**金薄丸**

防风五钱　天麻五钱　薄荷五钱　甘草五钱　荆芥五钱　南星五钱　白附子五钱　硼砂五钱　茯苓五

钱　全蝎五钱　稻禾五钱　冰片五厘　麝香五厘

共为细末，用枥打糊为丸，如梧子大。每服三丸，嚼碎茶送下。

千金丸

西硼砂煅四分，生二分　寒水石一钱五分　冰片一分　明雄黄四钱　牛黄五分　麝香五分　地蜱七只炒焦黄色，存性

共研细末，米糊为丸，收贮封固听用。每用一分，重则用二分，吹喉立效。

三黄丸

大黄　黄连　黄芩　山豆根

各等分，加入冰片少许，共为细末，和熟青鱼胆为丸，如绿豆大，每服三五丸。

外锁风方

狗点米根并叶即佛耳草和盐糟柏捣烂，煨热，敷患处，连贴三服，即时消散。

锁喉风方

防风一钱　桔梗一钱　连翘一钱　苦参一钱　牛蒡一钱　黄连五分　元参一钱　柴胡五分　荆芥七分　山栀一钱　黄芩一钱　归尾五分　升麻五分　酒军七分

水煎服。

清热如圣散

治口舌烂，或舌下肿大有核，破出黄痰，既愈而复发者。

花粉六分　山栀六分　薄荷五分　荆芥五分　黄连八分　甘草五分　连翘一钱　牛蒡八分　桔梗一钱　柴胡五分　黄芩八分　灯芯十节

水一碗半，煎七分服，服后忌鱼腥厚味。

天花散

花粉一钱　薄荷一钱　干葛一钱　防风一钱　僵蚕一钱　朱砂一钱　老竺黄一钱　黄连一钱　甘草一钱　郁金一钱　硼砂一钱　冰片一分　麝香五厘

共为细末，薄荷灯心汤调服，含之亦妙。

喉风齿痛方　有风痰可用，屡试屡验，不可吞，取涎吐出。

银朱一钱　冰片一分　生硼砂六分　苦参二钱　僵蚕五分

共为细末，吹入患处，并服吊药，痰涎出即愈。

七宝吹喉散

僵蚕十条　牙皂角一条　全蝎十只　明雄黄一钱　煅硼砂一钱　胆矾二分　煅明矾一钱

共研细末，吹喉。

绿袍散方

青黛　川黄柏　煅人中白　寒水石　明白矾

各等分煎服。

赴宴散方　治舌痛，口烂，鼻烂等症。

黄连一钱　川黄柏一钱　生硼砂一钱　寒水石一钱，生用　北细辛五分　青黛五分　胆矾五分，生用　人中白五分，煅　生栀子五分　五倍子五分，炒

共为末，收贮听用。遇口热，吹入含化，吞下无妨。如十分热，含有涎出，再含。

# 病症名索引

# 方剂索引

## 九画



## 十画



## 十一画



## 十二画以上